Einzelpreis M. 2.— Vorzugspreis M. 1.50

ABHANDLUNGEN
AUS DEM GEBIETE DER
SEXUALFORSCHUNG

Herausgegeben im Auftrage der

Internationalen Gesellschaft für Sexualforschung von

Redigiert von Dr. MAX MARCUSE, Berlin

Band V Heft 1

Zur sexuellen Hygiene in Sowjet-Rußland

Von

Hans Haustein

in Berlin

BONN 1926

A. MARCUS & E. WEBER'S VERLAG

Zur sexuellen Hygiene in Sowjet-Rußland

Von

Hans Haustein
in Berlin

BONN 1926
A. Marcus & E. Weber's Verlag (Dr. jur. Albert Ahn)

Druck: Otto Wigand'sche Buchdruckerei G. m. b. H., Leipzig.

Inhalt

Vorbemerkungen zur Entwicklung einer planmäßigen Bekämpfung und zur Verbreitung der Geschlechtskrankheiten.

Es ist im zaristischen Rußland wenig positive Arbeit auf sexualhygienischem Gebiete geleistet worden. Der erste, unter dem Präsidium Tarnowskys tagende Kongreß zur Bekämpfung der Geschlechtskrankheiten im Jahre 1897 leistete zwar theoretisch Bedeutendes, doch wurden keine seiner Beschlüsse in die Tat umgesetzt, da sie keinerlei Unterstützung bei Regierung und Behörden fanden. Nicht einmal die Forderung, öffentliche Konferenzen und Vorträge über die Geschlechtskrankheiten unbehindert organisieren zu dürfen, wurde von der Regierung in Erwägung gezogen. Nur in Ausnahmefällen, nach Einreichung des genauen Programms, wurde die Erlaubnis zur Abhaltung erteilt. Erst nach dem Jahre 1905 hob man diesen Hemmschuh auf dem Gebiete der Volksbelehrung auf. Trotzdem entwickelte sich die Arbeit wegen des Mangels an einem festen Ziel und eines genau umschriebenen Planes nur sehr langsam, und zwar völlig von lokalen Bedingungen abhängig.

Erst der Internationale Londoner Kongreß von 1913 brachte auch in Rußland die Frage der sozialen Bedeutung der Syphilis in Fluß und rief die Aufmerksamkeit der russischen Ärztekreise wie auch die der Regierung wach. 1914 wurde eine Allrussische Liga zum Kampfe gegen die Geschlechtskrankheiten gegründet, doch sie war nur eine ephemere Erscheinung, denn der Weltkrieg löschte sie aus. Nur eine kleine Ärzteschar, die aus der Gesellschaft Pirogoff hervorging, bemühte sich, in der einmal eingeschlagenen Richtung weiterzuarbeiten. Sie fand aber weder beim Staat noch bei der Gesellschaft Rückhalt oder Unterstützung.

1917 beriefen diese Ärzte bei der Gesellschaft Pirogoff eine Konferenz ein, „zur Ausarbeitung von Richtlinien zum Kampf gegen die Geschlechtskrankheiten“. Doch war das Resultat der Konferenz nur die Gründung der Panrussischen Vereinigung, die noch in kleinen Anfängen steckte, als die Oktoberrevolution 1917 ausbrach.

Dem Versuch einer planmäßigen Bekämpfung der Geschlechtskrankheiten stehen selbst im europäischen Rußland größere Schwierigkeiten entgegen als in anderen Ländern Europas.

Einen Einblick in die Verhältnisse der Verbreitung der venerischen Krankheiten in der Zeit vor dem Kriege gibt die Bearbeitung der Jahresberichte des Hauptinspekteurs für das Gesundheitswesen im Kaiserlichen Ministerium des Innern für die

Jahre 1902 und 1907 durch S. N. Porfirew, der folgende Tabelle zusammengestellt hat.

Auf 10 000 Einwohner wurden in den russischen Gouvernements im Durchschnitt der Jahre 1902/07 jährlich Syphilisfälle registriert:

1. Saratow	214,3	18. Moskau	66,9	35. Petrograd	31,0
2. Smolensk	204,2	19. Witebsk	65,9	36. Archangelsk	30,2
3. Simbirsk	180,9	20. Nowgorod	58,5	37. Perm	30,2
4. Pensa	168,2	21. Jaroslaw	55,0	38. Wjatka	29,8
5. Tambow	166,9	22. Don-Gebiet	51,1	39. Bessarabien	29,6
6. Woronesch	133,5	23. Charkow	50,7	40. Ufa	25,3
7. Samara	97,9	24. Kiew	49,2	41. Orenburg	23,4
8. Orel	85,6	25. Taurien (Krim)	47,7	42. Estland	19,6
9. Rjäsan	84,8	26. Wladimir	47,6	43. Mogilow	18,9
10. Kursk	76,5	27. Wologda	45,4	44. Kurland	17,2
11. Kostroma	75,5	28. Poltawa	41,3	45. Grodno	15,1
12. Pskow	73,6	29. Jekaterinoslaw	41,0	46. Podolien	14,0
13. Tula	72,8	30. Kasan	40,2	47. Minsk	12,9
14. Kaluga	72,0	31. Livland	39,1	48. Wolhynien	10,3
15. Olonietz	71,0	32. Astrachan	38,4	49. Wilna	9,1
16. Twer	70,3	33. Cherson	37,4	50. Kowno	6,1
17. Nischegorod	67,2	34. Tschernigow	34,7		

Wenn bei der Schwierigkeit einer statistischen Aufnahme der Syphilis — die Statistik der Gonorrhoe fällt für Rußland als Ganzes völlig aus — die vorliegenden Zahlen nicht absolut verläßlich sind, so geben sie dennoch eine gute Vorstellung von der verschiedenartigen Höhe der Verbreitung der Lues in den einzelnen Gouvernements.

1902—1907 wurden von den Ärzten 4 264 000 Syphilitiker registriert. In 50 Gouvernements — ohne Finnland und Weichselgebiet — pro Jahr 687 000 Fälle oder 70 $^0/_{000}$ (= auf 10 000). Die Erkrankungsziffer war nun in verschiedenen Gebieten ganz verschieden hoch: im Ostseegebiet 24,5 auf 10 000; in den Gouvernements ohne Semstwo-Organisation 44,0 auf 10 000; im Don-Gebiet 51,6 auf 10 000; in den Semstwo-Gouvernements 76,8 auf 10 000; und in den Großstädten 182,5 auf 10 000. Ob die höhere Registrationsziffer in den Semstwo-Gouvernements mit der besseren Erfassung der Kranken zusammenfiel oder aber daran lag, daß die West-Gouvernements, die keine Semstwo-Verwaltung besaßen, eine höhere Kultur als die zentralgelegenen Semstwo-Gouvernements besaßen, ist nicht mit Bestimmtheit zu sagen.

Eine Betrachtung der zonenmäßig unterschiedlichen Höhe der Verbreitung der Geschlechtskrankheiten zeigt:

I. daß Großstadtziffern — also Zahlen von 100—214 auf 10 000 — das Wolgagebiet (Saratow und Samara) und die Gouvernements Smolensk, Simbirsk, Pensa, Tambow, Woronesch aufwiesen. So sind in Rußland die Zentren für die stärkere Durchseuchung mit Syphilis die Hauptagrar-Gouvernements und die Städte. 1914 wurde folgende Erkrankungshäufigkeit festgestellt: in den Gouvernements: Tambow 280 auf 10 000; Simbirsk 236; Pensa 186; Woronesch 159; Saratow 157; und in den Städten: Petersburg 269; Moskau 228; Odessa 177; Nikolajew 130; Baku 120; Rostow am Don 383.

Auf der einen Seite die unaufgeklärtesten, auf der andern die aufgeklärtesten Teile des alten Rußland. Hier venerische Infektionen im eigentlichen Sinne des Wortes, dort endemische Verbreitung auf extragenitalem Wege.

II. Eine Erkrankungsziffer von 55—100 auf 10 000 wiesen die zentralen landwirtschaftlichen und die zentralen industriellen Gouvernements, die Seen-Gouvernements und die 14 weißrussischen Gouvernements, die quer durch Rußland von der Wolga bis zum Baltikum sich erstrecken, auf.

III. Eine Registrationsziffer von 20—55 auf 10 000 zeigten die Nord-Gouvernements, das Uralgebiet, das untere Wolgagebiet und die Ukraine.

Die IV. Zone hatte noch geringere Morbiditätsziffern, und zwar die Gouvernements im Weichselgebiet, also Weißrußland, Litauen, Wolhynien und Podolien.

Als Hauptursache dieser großen Schwankungen wurde vor allen Dingen der Typus der Siedlung festgestellt; denn dort waren die Erkrankungsziffern am höchsten, wo kleine, aber dicht beieinander liegende Dörfer vorhanden sind. Eine bedeutende Rolle spielte ferner die starke Fluktuation der Wanderarbeiter zur Sommerszeit vom Norden nach dem Süden. Dagegen ließen sich keine besonderen Zusammenhänge nachweisen zwischen Industrialisierung und Lueshäufigkeit, begründet durch die Art der Erhebung des Zahlenmaterials. Interessant ist die Verteilung der verschiedenen Formen der Lues. Die gummöse Form wurde in der Hauptsache beobachtet in den der asiatischen Steppe benachbarten Ost-Gouvernements, im Wolga-Gouvernement und in der Zone von Wolga bis Baltikum. Die kondylomatöse Form war für die Gouvernements im Süden und Westen charakteristisch, die sich durch geringe Lueshäufigkeit auszeichnen. Eine Mittelstellung nahmen die übrigen Gebiete ein. Da die gummöse Form hauptsächlich in den Semstwo-Gouvernements, die kondylomatöse aber in den Gouvernements ohne Selbstverwaltung und im Ostseegebiet überwiegen, so folgt daraus, daß die verschiedene Kulturhöhe einen maßgeblichen Einfluß dabei spielt.

Einen Einblick in die ländlichen Verhältnisse — die auch heute noch bestehen — geben die 1895—1910 beobachteten Syphilisfälle unter der Landbevölkerung im Semstwo-Gouvernement Kostroma: verteilt nach der Infektionsart wurden venerische Infektionen auf genitalem Wege 3324, dagegen 13 255 Fälle von extragenital erworbener Lues und 2340 kongenitale Lues beobachtet. In Prozentzahlen: 17,6 — 70 — 12,4 Proz.

Ausgedehnte Stichprobenuntersuchungen *), die in den letzten Jahren in Dörfern vorgenommen wurden, ergaben, daß die Syphilis besonders in den entlegensten und kulturlosesten Gegenden Rußlands verbreitet ist. Überall ist jedoch die Ausbreitung der Erkrankung ganz unregelmäßig. Benachbarte Dörfer weisen ganz verschiedene Erkrankungshöhe auf. Als Mittelwert ergab

*) Diese werden von Ven-Detachements durchgeführt, die gleichzeitig die durchseuchte Landbevölkerung behandeln. Ihre Zahl beträgt vom 1. Oktober 1926 ab 76.

sich bei der Untersuchung von 55 000 Bauern eine Verbreitung manifester Syphilis von 1,6 Proz., in Gegenden mit nichtrussischer Bevölkerung war sie jedoch wesentlich höher, so in der Burjaten-Republik am Baikalsee, wo 42 Proz., und im Daghestan (Kaukasus), wo 30—40 Proz. manifeste Fälle gefunden wurden. Daß durch Krieg und Bürgerkrieg eine Vermehrung der Ansteckung auf den Dörfern erfolgt ist, ergab vielerorts die Höhe der Fälle im Sekundärstadium (bis 84 Proz.). Gleich geblieben ist der Infektionsmodus, denn auf extragenitalem Wege wurden bis zu 81 Proz. der Infektionen gesetzt. Für 1925 sind die Untersuchungsergebnisse in folgender Tabelle zusammengefaßt:

Untersuchungsgebiet	Zahl der Untersuchten	Prozentsatz der Syphilitiker
Gouvernement Nowgorod		
Kreis Demianow, Gemeinde Welilskaja	9 578	5,6
„ „ Gemeinde Moissejewskaja	11 129	3,6
Gouvernement Saratow		
Kreis Serdobsk	6 256	6,15
Gouvernement Twer		
Kreis Ostaschkow	9 832	2,15
Kreis Rschew	1 863	6,0
Gouvernement Astrachan		
Angestellte des Staatlichen Fischtrustes	1 102	4,3
Gouvernement Pskow		
Kreis Noworschew	13 237	2,17
Gouvernement Orenburg		
Kreise Orsk uud Kaschir	4 500	2.06
Gouvernement und Kreis Kostroma	4 751	5,6
Gouvernement Stalingrad		
Kreise Nowo-Nikolajewsk und Lenin	9 786	5,4
Gouvernement Briansk		
Kreis Beschitz	1 635	12,5
Gouvernement Smolensk		
Kreis Belsk	9 920	5,8
Gouvernement Woronesch		
Kreis Waluisk, Meiereien	8 178	20,0
Gouvernement Ulianow		
7 Dörfer	9 630	3,81
Gouvernement Leningrad		
Kreis Lodeigopol	11 643	7,4
Kleine Volksstämme:		
Gouvernement Tomsk, Kreis Kusnietz		
Samojeden	4536	15,5
Osseten	2307	3,7
Inguschen	2332	16,5
Tschetschenen	3057	25,8
Mongolische Burjaten	4600	42,0
Burjaten	1300	61,1
Russische Altgläubige im burjatisch-mongolischen Gebiet	278	0,71
Kalmücken am Kaspischen Meer	3880	14,5
Turkmenen in Transkaspien	1251	30,1

Genaue Zahlen über die heutige Verbreitung der Syphilis wie der Geschlechtskrankheiten überhaupt in den Städten zu geben, ist im Moment unmöglich, da die statistische Verarbeitung der von den verschiedenen Organisationen erfaßten Fälle noch nicht nach einheitlichem Schema erfolgt, was jedoch im Laufe der allernächsten Zeit durchgeführt werden soll. Sobald die Resultate vorliegen, soll in der Zeitschrift für Sexualwissenschaft darüber berichtet werden.

Der grundlegende Schritt der Revolutionsregierung zu einer planmäßigen Bekämpfung der Volkskrankheiten war die Gründung eines selbständigen „Volkskommissariats für Gesundheitswesen" (Narkomsdraw) im Jahre 1918. Einige Monate nach seiner Einrichtung wurde die „Venereologische Abteilung" ins Leben gerufen, mit dem Aufgabenkreise einer sozialhygienischen Bekämpfung des Venerismus. Sie inauguriert alle Maßnahmen auf diesem Gebiete, und mit ihr arbeiten in innigstem Zusammenhange die lokalen venereologischen Sektionen. Der Arbeit dieser Abteilung, wie der des Gesundheitsministeriums überhaupt stellten sich von vornherein große Hindernisse in den Weg, die vornehmlich auf drei Gebieten lagen: auf materiellem, da Krieg und Bürgerkrieg die Finanzverhältnisse und Produktionskräfte des Landes untergraben hatten; auf organisatorisch-praktischem, da die notwendigen ärztlichen wie fürsorgerischen Hilfskräfte fehlten; und auf allgemein-hygienischem, da die großen Volksmassen in der Stadt, insbesondere aber auf dem Lande infolge der aus den Zeiten des alten Regimes überlieferten Lebensgepflogenheiten und infolge der von jeher herrschenden anti-sanitären Zustände für die planmäßige Arbeit einen nur schwer zu beackernden Boden bieten konnten.

Den Kernpunkt der Arbeit des Gesundheitsministeriums (Narkomsdraw) bildet die Prophylaxe, die durch allgemeine Sanierungsmaßnahmen die Gesundung der Gesamtbevölkerung durch Verbesserung der sanitären Zustände erreichen will. Diese Tendenz weist die gesamte medizinische Praxis auf; von der Fürsorge um die Gesundheit der werdenden Mutter an bis zur Bekämpfung der sozialen Krankheiten kann man sie durch die Gesamtorganisation des russischen Medizinalwesens verfolgen. Eingestandenermaßen trägt aber die Sowjetmedizin einen Klassencharakter, bedeutet doch die Sowjetordnung die Organisation der Diktatur des Proletariats. Deshalb werden auch bei der medizinischen Versorgung der Bevölkerung die Arbeiterklassen, die Werktätigen, die „Versicherten" bevorzugt.

Diese Bevorzugung erstreckt sich aber nur auf besonders kostspielige Behandlungen, wie Sanatoriumskuren usw., die den anderen Volksschichten, den Nicht-Versicherten, ebenfalls zur Verfügung stehen, nur nicht unentgeltlich, während die allgemeine medizinische Versorgung, die für die Behandlung der Geschlechtskrankheiten fast ausschließlich in Frage kommt, der G e s a m t b e v ö l k e r u n g o h n e U n t e r s c h i e d zugute kommt.

I. Die Zentrale zur Bekämpfung der Geschlechtskrankheiten im Narkomsdraw.

Diese Zentrale ist der Mittelpunkt der Bekämpfungsmaßnahmen. Sie besteht aus einem Abteilungsleiter, seinem Assistenten und aus zwei Hilfskräften. Diese, junge, ausgebildete Spezialisten, im allgemeinen aus dem Venereologischen Institut hervorgegangen, arbeiten hier 3 bis 6 Monate, um einen Einblick in die verwaltungstechnische und organisatorische Arbeit zu erhalten. So versucht man die Heranbildung der ärztlichen Beamtenschaft, die dann später den Provinzialverwaltungen (Gubsdraw = Gouvernementsgesundheitsamt) als Leiter der dortigen Abteilungen zur Bekämpfung der Geschlechtskrankheiten empfohlen werden.

Die Instruktion der Abteilung umreißt ihr Programm:

1. Die planmäßige Organisation der Bekämpfung der Geschlechtskrankheiten in der Republik und die sozialen Maßnahmen auf dem Gebiete.
2. Die Ausarbeitung und Vorbereitung gesetzlicher Vorschläge und Verfügungen und ihre praktische Durchführung.
3. Die Leitung der Arbeit an den verschiedenen Punkten und Unterstützung der Entwicklung der planmäßigen Organisation der Bekämpfung der Geschlechtskrankheiten.
4. Organisation und Leitung der venereologischen Dispensaires.
5. Organisation von Kongressen und Beratungen der Bekämpfung der Geschlechtskrankheiten.
6. Organisation und Leitung von Musteranstalten zur Bekämpfung der Geschlechtskrankheiten.
7. Unter der unmittelbaren Leitung der Unterabteilung stehen das Staatliche Venereologische Institut und das dazu gehörige Dispensaire.

Zu 5 sei bemerkt, daß an den Kongressen zur Bekämpfung der Geschlechtskrankheiten auch die Vertreter der Arbeiterschaft teilnehmen, der sowjetistischen Grundanschauung folgend, daß nur gemeinsame Arbeit zwischen den Vertretern der Wissenschaft und den Vertretern der Arbeiterschaft die Probleme der Bekämpfung des Venerismus ihrer Lösung näherbringen könne. Dies drückte auch die Devise des II. Allrussischen Kongresses zur Bekämpfung der Geschlechtskrankheiten (13. bis 19. Mai 1925 in Charkow, Ukraine) aus: „Nur unter der Sowjetmacht, in engster Verbindung von Arbeit und Wissenschaft ist der Sieg über den Venerismus möglich.“

Die eigene Erfahrung des Verfassers auf diesem Kongresse zeigte, in wie reger Weise die Delegierten der Arbeiterschaft in die Diskussion sozialhygienischer Fragen eingriffen und wie sie dadurch einen deutlichen Resonanzboden dafür abgaben, ob eine geplante Maßnahme unter den zur Zeit waltenden Umständen durchführbar ist oder nicht.

So sind in Sowjetrußland diese Kongresse keine rein akademisch-medizinische Angelegenheit, sondern eine Volksangelegenheit. Da gleichzeitig die Delegierten der Arbeiterschaft auch den Verwaltungsrat der einzelnen Bekämpfungsorgane und Institutionen zur Bekämpfung der Geschlechtskrankheiten repräsentieren, arbeiten Subjekte und Objekte der sozialen Fürsorge Hand in Hand, und daraus resultiert, daß Theorie und Praxis nicht aneinander vorbeilaufen, sondern sich schneiden und im Laufe der Entwicklung sich decken können.

II. Das Venereologische Institut.

Dieses Institut in Moskau ist sowohl das Zentrum der wissenschaftlichen Dermatologie und Venereologie, wie auch das der Sozialvenereologie. Es leistet dem Narkomsdraw wissenschaftlichen Beistand in allen in Betracht kommenden Fragen.

Es umfaßt eine klinische Abteilung mit den Lehrstühlen für Dermatologie, für Syphilidologie, für männliche Gonorrhoe, und einen weiteren für weibliche Gonorrhoe — jede dieser Abteilungen hat ihre Sektionen für Männer und Frauen, sowie ihre Poliklinik —; ferner eine experimentelle Abteilung — Sitz des Lehrstuhls für experimentelle Venereologie und Syphilidologie — mit den Unterabteilungen für Mikrobiologie, Serologie, pathologische Anatomie, Chemie, Vakzine- und Serotherapie, sowie Laboratorien und Tierstall; schließlich eine Abteilung für soziale Venereologie mit einem besonderen Lehrstuhl.

Die sozialvenereologische Abteilung leistet in den Poliklinikräumen des Venereologischen Instituts am Abend die praktische Arbeit als Muster-Dispensaire und besitzt außerdem eine besondere statistische Abteilung, die das im Dispensaire gesammelte Zahlenmaterial aufbereitet und wissenschaftlich bearbeitet.

Das eigentliche Venereologische Institut umfaßt ferner eine Zahnabteilung für prophylaktische und therapeutische Arbeit, eine diagnostische Röntgenabteilung, eine strahlentherapeutische (Licht- und Röntgen-) Abteilung, eine Konsultations-Abteilung für den täglich erscheinenden Internisten, für den Ophthalmologen, für den Oto-Rhinologen und für den Neuro-Pathologen. Schließlich ein Museum, eine besondere Werkstätte für Moulagen, eine Apotheke und die Bibliothek.

Neben der rein wissenschaftlichen Arbeit leistet das Institut die spezialistische klinische wie sozialhygienische Ausbildung von jährlich etwa 200 jungen Ärzten, die dann in die Provinz entsandt werden.

Das Institut stellt Vakzine, eigene Salvarsanpräparate (Novarsolan, Novosalvarsan und Silbernovarsolan), ferner ein Wismutpräparat (Bijochinol) sowie ein Präparat von der Art des Stovarsol her.

Schließlich wird auch eine eigene Zeitschrift „Venereologie und Dermatologie“ herausgegeben.

III. Dispensaires.

Die Einrichtung, die für die Bekämpfung der Geschlechtskrankheiten in Rußland charakteristisch ist, ist das Dispensaire. Behandlung der Kranken, ihre nachgehende Behandlung unter Einbeziehung der Familie, Aufklärung der Bevölkerung über die Geschlechtskrankheiten, Untersuchungen über die Verbreitung der venerischen Krankheiten und ihre sozialen Bedingtheiten stellen seinen Hauptaufgabenkreis dar. Sprechstunden finden täglich vormittags von 10 bis 2 und abends von 5 bis 9 statt.

Oberster Grundsatz bei allen seinen Maßnahmen ist das Prinzip absoluter Freiwilligkeit seitens der Erkrankten wie seitens der Bevölkerung überhaupt. Ein Behandlungszwang durch Machtmittel wird niemals und nirgends geübt, dagegen herrscht das Bestreben, bei der Bevölkerung, besonders aber beim Erkrankten selbst, Verständnis für die Notwendigkeit allgemeiner Prophylaxe und gut durchgeführter Behandlung mittelst Belehrung zu erwecken.

Die Entwicklung zum Dispensaire in Moskau ging aus von der Einrichtung kommunaler venereologisch-konsultierender Ärzte, von denen je drei in den sieben Moskauer Stadtbezirken (Rayons) tätig waren. Ihre Hauptaufgabe bestand in spezialistischen Untersuchungen der Insassen von Kinder- und Säuglingsheimen jeder Art und von Angestellten im Nahrungsmittelgewerbe: Bäckereien, Teestuben, kommunale Speiseanstalten usw. Nach Gründung des 1. Venereologischen Dispensaires Ende 1921 wurden die Stellungen der konsultierenden Venereologen im November 1922 aufgehoben und je einer zum Rayon-Venereologen ernannt mit Ausnahme des Rayons, in dem das Dispensaire tätig war. So sind die Rayon-Venereologen die Pioniere der sozialen Bekämpfung der Geschlechtskrankheiten. Sie bereiten den Weg für die Einrichtung der Dispensaires vor und verschwinden nach ihrer Schaffung, so daß heute, nachdem ein Rayon auf die übrigen sechs Rayons verteilt worden ist, bei drei Dispensaires noch drei Rayon-Venereologen tätig sind.

a) Die nachgehende Behandlung.

Alle Behandlung ist kostenlos. Jeder Patient ist aber verpflichtet, Namen, Beschäftigung und Wohnung unter Vorlegung beglaubigter Dokumente anzugeben. Ergeben Anamnese und Befund die Möglichkeit weiterer Infektionen, so wird mit Hilfe des Patienten versucht, die durch ihn Gefährdeten heranzuholen. Hierdurch kommen ganze Familien in das Dispensaire. Mißglückt deren Zitierung, so sucht unter Einverständnis des Erkrankten ein Arzt des Dispensaires die Familie oder den sonst möglicherweise Infizierten auf, auch dann, wenn es sich um jemand in einem Dorfe handelt, das in der Nähe der Stadt liegt. Sonst wird dem zuständigen Amtsarzt der Tatbestand zur weiteren Veranlassung gemeldet.

Als Beispiel für die Ergebnisse der Familienuntersuchungen seien die Zahlen für das Jahr 1924 aus dem 2. Moskauer Dispensaire herangezogen. 1652 Familienmitglieder, 1023 (= 62 Proz.) Erwachsene und 629 (= 38 Proz.) Kinder wurden untersucht, von denen nur 36 Proz. = 595 gesund waren. Von den 64 Proz. Kranker = 1057 litten 749 an Lues und 308 an Gonorrhoe. Von den 629 Kindern litten 248 an Lues, davon war die Krankheit bei 201

(82 Proz.) kongenital, bei 47 (18 Proz.) extragenital erworben. 37 Kinder litten an Gonorrhoe und 332 waren gesund.

Doch sei nochmals betont, daß niemals Zwang in Anwendung kommt, stets nur versucht wird, durch Belehrung und Überredung (Persuasion wie in England!) das gewünschte Ziel zu erreichen.

b) Massenuntersuchungen.

Diese finden besonders in Fabriken statt. Nach gründlicher Vorbereitung mittelst mehrwöchiger Aufklärungskampagne — Vorträge getrennt nach Geschlechtern und nach Jugendlichen und Erwachsenen, Theatervorstellungen, Inszenierungen, Wanderausstellungen, Verteilung von Merkblättern und Ausstellung der in Betracht kommenden populären Literatur — worüber unten noch im Zusammenhange berichtet werden soll — werden bei Einverständnis der Arbeiterschaft in der Fabrik selbst Sprechstunden angesetzt, wo jeder ohne Namensnennung sich klinisch auf das Vorhandensein einer Geschlechtskrankheit untersuchen lassen kann. Werden bei dieser „ambulanten Beratungsstelle" Symptome oder Verdachtsmomente einer Geschlechtskrankheit entdeckt, so wird dem Betreffenden geraten, zur genauen Diagnosestellung und zur Behandlung das Dispensaire seines Bezirkes aufzusuchen. Im allgemeinen wird dieser Rat befolgt. Bleiben jedoch einige Fälle aus, so wird durch den Fabrikarzt der Fabrik ein moralischer Druck auf die Säumigen ausgeübt, der fast stets ausreicht.

Derartige Untersuchungen werden auch in Universitäten, Schulen usw. durchgeführt.

Anschließend seien hier die nur nach Aufforderung seitens der betreffenden Anstaltsleiter durch die Ärzte des Dispensaires vorgenommenen spezialistischen Untersuchungen von Waisenanstalten, Findelheimen, Säuglingsheimen und Krippen erwähnt, wobei hervorgehoben werden muß, daß in allen Kinder- und Säuglingsheimen eine genitale Inspektion und Untersuchung vor Aufnahme stattfindet und bei allen Mädchen bei der Aufnahme und später bei Verdachtsmomenten eine mikroskopische Untersuchung des Genitalsekretes gemacht wird. In Tagesheimen (wie Krippen, Tagessanatorien usw.) findet sinngemäß täglich beim Kommen oder der Einlieferung der Kinder eine Genitalinspektion statt.

Auch das Personal in allen derartigen Anstalten wird vor Anstellung klinisch und serologisch untersucht und im speziellen über die Symptome der Geschlechtskrankheiten bei den Kindern sowie über die Verhütungsmaßnahmen belehrt.

Im Jahre 1924 wurden durch die beiden Dispensaires in Moskau an Massenuntersuchungen vorgenommen unter Angabe der untersuchten Personen: In 79 Fabriken = 9413 Untersuchte; in 21 Massenquartieren = 2057; in 32 Kinderheimen = 2478; in einer Schule = 555; in 29 Krippen = 1395. Zusammen 162 Massenuntersuchungen an 15898 Personen. Wie diese Arbeit im Laufe des Jahres 1925 bereits gewachsen ist, zeigen die Ziffern für Januar bis Mai 1925. Sie lauten für die gleichen Kategorien: 24 = 5451; 2 = 114; 68 = 5505; 8 = 3310; 36 = 3786. Ferner wurden 5 Hochschulen mit 2093 Personen und 29 182 im Nahrungsmittelgewerbe Angestellte (Narpit = Volksernährung) sowie 4267 sonstige Personen, zusammen also 53 708 Personen in den ersten 5 Monaten des Jahres 1925 auf Geschlechtskrankheiten durchuntersucht.

Folgende Tabelle soll weitere Einsicht in diese Arbeit geben:

Name der Stadt, in der sich das Dispensaire befindet	Zahl der untersuchten Institutionen	Zahl der untersuchten Personen
Woronesch (91 447 Einwohner*)	197	12 623
Nischegorod	40	4 528
Rostow am Don (181 198 Einwohner*)	65	7 452 (in 6 Monaten)
Swjerdlow	36	5 450
Saratow (183 149 Einwohner*)	62	13 622
Tula (123 089 Einwohner)	28	6 695
Stalingrad, früher Zaritzin (108 156 Einwohner*)	47	4 598

* Im Jahre 1923.

c) Aufklärung und Belehrung.

Die hygienische Volksaufklärung verfolgt in Rußland nicht nur aufs Medizinische und Sanitäre begrenzte Ziele, sondern sie ist in erster Linie sozialer Natur. Die hygienischen Probleme werden stets eng mit den sozialen Bedürfnissen verknüpft, so daß dadurch die hygienische Aufklärung stets in die sozialen Probleme der Gegenwart tief hineinleuchtet. So bemüht sich die hygienische Volksbelehrung als eine sozialhygienische auf Tagesfragen zu reagieren, sie trägt die hygienischen Wahrheiten nicht in abstrakter Form in die Bevölkerung hinein, sondern indem sie sie als soziale Probleme aufrollt.

Soll bei der praktischen Arbeit die große Masse tätig bei der Abwehr der sozialen Krankheiten helfen, so besteht auch bei jedem Dispensaire eine Verwaltungskommission, die sich aus Vertretern der Arbeiterschaft des versorgten Bezirkes zusammensetzt, die die Aufgabe hat, auf dem Gebiete der Gesundheitsfürsorge organisatorisch tätig zu sein.

Eine solche Verwaltungskommission besteht bei jedem Dispensaire, bei jedem Ambulatorium und jeder medizinischen Anstalt in Stadt und Land; sie setzt sich aus Vertretern der Bevölkerung selbst unter dem Vorsitz des leitenden Arztes der Anstalt zusammen. Diese Kommissionen verwirklichen auf dem Gebiete der Gesundheitsfürsorge den Grundsatz, daß die Bevölkerung in weitestgehendem Maße an der Verwaltung teilnehmen muß und daß die Fürsorge um die Gesundheit der Bevölkerung Sache der Bevölkerung selbst sei und durch diese selbst verwirklicht werden muß.

Diese Kommissionen dürfen sich naturgemäß selbständig in keine medizinische Angelegenheit einmischen. Die Heilbehandlung unterliegt selbstverständlich der alleinigen Kompetenz des Arztes. Die Kommissionen haben nur die Aufgabe, die materielle und organisatorische Seite der Betriebe zu verbessern, vor allem aber die Bevölkerung selbst zur Sorge um ihre Gesundheit heranzuziehen, und zu diesem Zwecke hygienische Volksaufklärung in weitestem Umfange in Städte und Dörfer zu tragen.

1. Aufklärung und Belehrung im Dispensaire selbst.

Hier sind stets die Warteräume für beide Geschlechter als kleine Dauerausstellungen ausgenutzt worden. An den Wänden hängen Moulagen wie Abbildungen der wichtigsten Krankheitszustände und statistische Übersichten, die in sehr plastischen Schaubildern das Dargestellte beleben und dem Gedächtnis einprägen. Den Patienten steht in allen Dispensaires populäre Spezialliteratur zur Verfügung, die entweder offen ausliegt oder aber gegen Abgabe der Garderobennummer aus der Bibliothek des Dispensaires zur Lektüre während der Wartezeit ausgegeben wird. Gegen Rückgabe des Buches erhält der Patient seine Garderobenmarke und damit auch seine Garderobe zurück.

In jeder Sprechstunde findet ein Vortrag aus dem Gebiete der Bekämpfung der Geschlechtskrankheiten statt, an den sich meist rege Diskussion anschließt. Schließlich wird an alle Patienten ein Merkblatt über Gonorrhoe und Lues verteilt.

2. Außerhalb des Dispensaires.

Wanderausstellungen sind ständig in Umlauf, Vorträge mit und ohne Lichtbilder werden gehalten und die ganze moderne Technik ist in den Dienst der hygienischen Volksbelehrung gestellt worden, besonders Kino und Radio. Es werden Merkblätter verteilt und populäre Schriften zu ermäßigten Preisen verkauft. Im allgemeinen aber nur im Anschluß an Verbände oder Fabriken. Vom sozialhygienischen Institute in Moskau (Direktor Professor Alfred W. Molkoff) werden die Lichtbilder angefertigt, und es besitzt ein Archiv von bereits 11 000 verschiedenen Diapositiven aus dem Gesamtgebiet der sozialen Hygiene, die nach einer illustrierten Kartothek ausgesucht werden können.

Neben Theateraufführungen, deren häufigst aufgeführte Ibsens „Gespenster“ ist, erfreuen sich besonderer Beliebtheit anschauliche und instruktive, aus dem wirklichen Leben herausgegriffene Bilder, die in Form kleiner Tendenzstücke szenisch dargestellt werden und ad hoc geschrieben worden sind. Die Theateraufführungen werden von Schauspielern im Theater, die Tendenzstücke von den Ärzten und Ärztinnen des Dispensaires selbst dargestellt, meist auf Freilichtbühnen oder in den Klubhäusern der Fabriken. Die Stücke behandeln unter anderem eine Gerichtsverhandlung gegen eine Prostituierte und die Kupplerin; eine Gerichtsverhandlung gegen eine syphilitische (gonorrhoeische) Infektionsquelle, wobei stets die agierenden Personen des Stückes, meist unter Improvisationen, die ethische, soziale, hygienische Seite des Problemes aufrollen.

Zur Aufklärung auf dem platten Lande, wo in der Hauptsache die Syphilis, und zwar in ihrer extragenitalen Infektionsweise, eine bedeutsame Rolle spielt, ist eine Spezialbelehrungsschrift in Gedichtform vom Narkomsdraw preisgekrönt und herausgegeben worden und vom Gouvernementsgesundheitsamt Moskau eine Plakatfolge von 20 Bildern, die die Geschichte dreier

Brüder schildern, von denen der eine Bauer bleibt, der zweite Fabrikarbeiter ist und der dritte in der Roten Armee dient. Ihre Lebensgeschichte führt den Wert frühzeitiger Belehrung, die Folgen schlechter Behandlung, die Einschleppung der Erkrankung ins Dorf und ihre dortige Verbreitung durch die Lebensbedingungen, die Gefahr des Kurpfuschertums und schließlich die Möglichkeit der Sanierung durch die Tätigkeit des Dispensaires sehr drastisch und einleuchtend vor Augen.

3. Aufklärungsarbeit der Dispensaires.

Zur Charakterisierung der prophylaktischen Dispensaire-Arbeit seien zuerst einige Angaben über die sanitäre Aufklärungsarbeit im ersten und zweiten Moskauer Dispensaire im Jahre 1924 gemacht. Innerhalb und außerhalb des Dispensaires fanden 1410 Vorlesungen statt unter Teilnahme von 108 731 Personen. Es wurden 420 Diskussionen mit 7077 Teilnehmern und 25 Vorträge mit 6869 Hörern abgehalten. Inszenierte Gerichtsverhandlungen wurden bei einer Beteiligung von 15 195 Personen 37mal und sonstige Inszenierungen bei 9876 Teilnehmern 28mal veranstaltet. 8 Dauerausstellungen waren eingerichtet, 33 Wanderausstellungen zirkulierten und 5mal wurde das Kino in den Dienst der Sache gestellt. Von der Aufklärungsarbeit wurden über 150 000 Menschen auf diese Weise von den beiden Dispensaires in Moskau erfaßt. Über einige andere Städte berichtet folgende Tabelle:

Name der Stadt, in der sich das Dispensaire befindet	In welchem Zeitraum	Im Dispensaire gehaltene Vorlesungen	Außerhalb gehaltene Vorlesungen	Zahl der Hörer
Astrachan (118 764 Einwohner*)	1 Jahr	80	51	12 668
Woronesch (91 447 Einwohner*)	1 Jahr	90	57	11 600
Kasan (158 208 Einwohner*)	1 Jahr	alle Tage	58	12 137**
Nischegorod	1 Jahr	120	58	12 125
Rostow am Don (181 198 Einwohner*)	6 Monate	199	111	12 442
Swjerdlow	1 Jahr	74	62	24 157
Saratow (183 149 Einwohner*)	1 Jahr	303	119	34 000**
Smolensk (66 686 Einwohner*)	$8^1/_2$ Monate	280	50	27 460

* Im Jahre 1923. ** Nur außerhalb des Dispensaires.

4. Gesundheitszellen.

Zur Heranziehung weiter Massen von Arbeitern und Angestellten zum Kampf gegen Venerismus und Prostitution werden auch die allgemein-sanitäre Maßnahmen regelnden „Gesundheitszellen“ benutzt. Solche „Gesundheitszellen“ finden sich z. B. in Moskau einmal bei allen Wohnhäusern und ferner in den Fabriken und Betrieben. Sie werden in Form eines Ausschusses gebildet, in großen Mietskasernen oder in Häuserkomplexen durch Wahl der Mieter, in Fabriken und Betrieben durch Wahl der Arbeiter und Angestellten.

Die einzelne Gesundheitszelle hat alle sanitären Angelegenheiten innerhalb ihres Bereiches zu entscheiden und für Abstellung gesundheitsschädlicher Momente zu sorgen. Diese Zellen werden nun als Basis für alle Maßnahmen seitens des Dispensaires in der Weise benutzt, daß bis zum Einsetzen der praktischen Tätigkeit die Vorarbeiten und Vorbereitungen eben durch die Zelle geleistet werden.

Als Sondereinrichtung haben einzelne Fabriken jetzt auch „venereologische Winkel“ eingerichtet, in denen einige Schautafeln in Wort und Bild über die wichtigsten Tatsachen von Geschlechtskrankheiten und Prostitution berichten und belehrendes Schrifttum ausliegt.

Die Gesundheitszelle und in ihr der spezielle venereologische Ausschuß bildet stets das Verbindungsglied zwischen Dispensaire und Fabrik wie Dispensaire und Wohnbevölkerung, um so mehr, als ihre Vertreter im Bekämpfungsausschuß des zum Bezirke gehörenden Dispensaires Sitz und Stimme haben.

d) Individual-Fragebogen.

Neben der rein praktischen Arbeit leisten die Dispensaires auch eine theoretische in der Erforschung der Bedingungen und Umstände, unter denen die venerischen Infektionen zustande kommen oder die dazu führen. Zum Zwecke dieses Studiums wird über jeden einzelnen Fall ein Individualbogen geführt, der im Staatlichen Venereologischen Institut ausgearbeitet worden und von den meisten Dispensaires in Gebrauch genommen worden ist. Dieser Individualbogen ist 15 cm hoch und 22,5 cm breit und hat folgenden Inhalt:

(Vorderseite!)

Staatliches venereologisches Institut.

Dispensaire.

Individualbogen Nr......

Datum: Monat.................... 192.... | M. | F. |

1. Name, Vorname, Vatersname.
2. Alter.
3. Zivilstand (verheiratet, unverheiratet, verwitwet, geschieden — Mädchen, verheiratet, verwitwet, geschieden).
4. Nationalität.
5. Bildungsgrad (höhere, mittlere, elementare, Halbalphabet, Analphabet).
6. Arbeitsstätte (Bildungsstätte).
7. Berufsstellung.
8. Ständiger Wohnort (Gouvernement.......... Kreis........... Stadt........... Dorf..........)
9. Seit wann in Moskau?
10. Genaue Adresse: Rayon, Straße, Hausnummer, Wohnung.
11. Wohnungsbedingungen (Kollektivwohnung, Kaserne, Kommunalhaus, Kinderasyl, Privatwohnung).

11a. Sonderwohnung, Sonderzimmer, Sonderwinkel.
Wieviel Leute desselben Geschlechts oder verschiedenen Geschlechts wohnen in demselben Zimmer?

12. Alkoholismus: Trinkt nicht, selten, beständig?
13. In welchem Alter fand der erste Geschlechtsverkehr statt? Mit wem? Nüchtern oder betrunken?
14. Beziehungen mit Prostituierten? Ja? Nein?
15. Zufällige geschlechtliche Beziehungen? Ja? Nein?
16. War der Erkrankte vor der Ansteckung über die Ansteckungsgefahr der Geschlechtskrankheiten orientiert oder nicht?

17. Von wem hat er diese Informationen bekommen? Von Verwandten, Lehrern, Kollegen, Vorträgen, Büchern usw.?
18. Sind Schutzmittel gegen die Ansteckung verwandt worden? Ja? Nein?
19. Welche Mittel?
20. Frühere Geschlechtskrankheiten? Ja? Nein? Syphilis, Gonorrhoe, Ulcus molle?
21. Wann ist die Ansteckung der jetzigen Erkrankung erfolgt?
22. Ansteckungsart: geschlechtliche, extragenitale, angeborene, unaufgeklärte.
23. Ansteckungsort: Stadt, Dorf, Front? .... (Kollektivwohnung, eigene Wohnung, im Hause der Frau (des Mannes), im Hotel, Maison de rendez-vous, Absteigequartier, Nachtasyl, Bad, Straße?

(Rückseite!)

24. Infektionsquelle: Prostituierte, Unbekannte, wenig Bekannte, Bekannte, Verhältnis, Braut, Ehefrau?

24a. Unbekannter, wenig Bekannter, Bekannter, Verhältnis, Verlobter, Ehemann?

25. In welchem Zeitraum nach Beginn der Bekanntschaft erfolgte der erste Verkehr?
26. Beruf der Ansteckungsquelle?
27. Quelle der extragenitalen Infektion?
28. Früher behandelt worden? Ja? Nein?
29. Wieviel Zeit nach Manifestwerden der Erkrankung hat die Behandlung begonnen? Ort der Behandlung: Krankenhaus, Ambulatorium, Privatarzt, Feldscher, Apotheker, mit eigenen Mitteln, beim Kurpfuscher?
30. Auf wessen Veranlassung: Eigene Bekanntschaft, Empfehlung, Schild, Zeitungsannonce, Wandreklame?
31. Ist die Behandlung erst beim Manifestwerden oder bei vollständiger Symptomlosigkeit erfolgt?
32. Ist die Behandlung regelmäßig, nicht regelmäßig erfolgt? Warum: infolge von Mittellosigkeit, Mangel an Zeit, infolge zu großer Entfernung oder weil der Betreffende sich gesund glaubte?
33. Hatte der Betreffende geschlechtliche Beziehungen während der früheren Erkrankungen? Ja? Nein?
34. Hatte er Beziehungen während der jetzigen Erkrankung? Ja? Nein?

Diagnose: ....

....

Einverstanden oder nicht einverstanden mit der Besichtigung der Familie:
zu Hause? im Dispensaire?

Aufnahmearzt .... Ordinator ....

Untersuchung der Familie erfolgt .... 192..., zu Hause .... im Dispensaire ....

Resultat der Untersuchung ....

Ordinator: ....

Regelmäßigkeit der Behandlung:

Erschienen:
Behandlung unterbrochen:
Beendet:
Soll sich wieder einfinden:

Auf Grund dieses Fragebogens hat der Leiter des 2. Moskauer Venereologischen Dispensaires, Dr. Ilja M. Porudominski, Feststellungen gemacht, aus denen hier einige Angaben gemacht werden sollen.

Diese Statistik ist aufgenommen worden im Jahre 1924.

Von 3001 Männern wurden durch die Ehefrau 7 Proz., durch Prostituierte 34 Proz. und durch zufällige Bekanntschaften 59 Proz. infiziert.

Von 1894 Frauen wurden 73 Proz. vom Ehemann und 27 Proz. durch zufällige Bekanntschaften infiziert.

Die Männer wurden infiziert bei Auszählung auf 1000 Frauen nach der Beschäftigungsart in Promille berechnet:

Lehrerin	1,0	Dienstmädchen	27,0
Schauspielerin	2,0	Arbeiterin	78,0
Krankenschwester	4,0	Vermieterin	81,0
Schülerin	7,0	Angestellte	98,0
Händlerin	15,0	Prostituierte	320,0
Schneiderin	16,0	Unbestimmter Beruf	326,0
Bäuerin	25,0		

Nach den Angaben der Männer fand der erste Geschlechtsverkehr statt:

mit bekannten Mädchen oder Frauen in	56 Proz.
mit einer zufälligen Bekanntschaft in	24 „
mit einer Prostituierten in	12 „
mit dem Dienstmädchen in	2 „
mit der Ehefrau in	6 „

Die Frauen machten folgende Angaben:

mit einem bekannten Manne in	20 Proz.
mit einer zufälligen Bekanntschaft in	6 „
mit dem Ehemann in	74 „

Die erste Infektion mit einer Geschlechtskrankheit trat ein im Alter von:

	15—20	20—25	25—30	30—40	40—50 Jahren
bei Männern	13 Proz.	46 Proz.	24 Proz.	14,5 Proz.	3,5 Proz.
bei Frauen	26,5 „	56,5 „	10,3 „	5,1 „	1,6 „

Es infizierten sich die Männer

	bis 1918	von 1918—1921	nach 1922
vor der Ehe	78 Proz.	74 Proz.	57 Proz.
in der Ehe (ohne Familie lebend)	14,5 „	15 „	20 „
in der Ehe (mit der Familie lebend)	7,5 „	11 „	23 „

und die Frauen:

vor der Ehe	5 Proz.	17 Proz.	19 Proz.
in der Ehe (ohne Familie lebend)	5,5 „	5,5 „	6,5 „
in der Ehe (mit der Familie lebend)	86,5 „	74,5 „	68,5 „
Witwen	3 „	3 „	6 „

In Ergänzung muß angegeben werden, von wem die Männer in den gleichen Zeitabschnitten infiziert wurden:

von Prostituierten	53 Proz.	33 Proz.	32 Proz.
von zufälliger Bekanntschaft	31 „	37 „	23,5 „
von Bekannten	14 „	26 „	34,5 „
von der Ehefrau	2 „	4 „	10 „

und die Frauen:

von zufälliger Bekanntschaft	5,5 Proz.	12 Proz.	9 Proz.
von Bekannten	14 „	13 „	18 „
vom Liebhaber	5,5 „	6 „	8 „
vom Ehemann	75 „	69 „	65 „

Es infizierten sich die Männer in:

	Wohnung der Frau	Spelunke	Hotel	Badeanstalt	Bahnhof	Straße	eigner Wohnung
bis 1918	46 Proz.	13 Proz.	8 Proz.	7 Proz.	2 Proz.	6 Proz.	12 Proz.
1918—21	48 „	3 „	4 „	2 „	10 „	11 „	22 „
nach 1922	40 „	1,5 „	1,5 „	1 „	2 „	14 „	30 „

Zieht man aus den Infektionsquellen der Männer die Prostituierten heraus und verteilt sie gleichermaßen nach dem Ansteckungsort, so ergibt sich, daß die Infektionen stattfanden in:

	Wohnung der Frau	Spelunke	Hotel	Badeanstalt	Bahnhof	Straße	eigner Wohnung
bis 1918 .	47 Proz.	23 Proz.	14 Proz.	3 Proz.	3 Proz.	5 Proz.	5 Proz.
1918—21 .	59 „	10 „	11 „	2 „	5 „	7 „	6 „
nach 1922 .	40 „	7 „	5 „	4 „	8 „	23 „	41 „

Bis 1918 benutzten 76 Proz. der Klienten, 1918/21 64 Proz. und nach 1922 60 Proz. die Prostitution.

Schließlich sei noch die Untersuchung des Einflusses des Alkoholismus auf die venerischen Krankheiten angeführt. Es infizierten sich in trunkenem Zustande: 28 Proz. der Ledigen, 49,5 Proz. der ohne Familie lebenden Verheirateten und 70 Proz. der mit ihren Frauen zusammenlebenden Verheirateten.

e) Die Zahl und die Inanspruchnahme der Dispensaires.

In der RSFSR. bestehen zur Zeit 118 Dispensaires (73 in großen Städten und 45 in Bezirksstädten), über deren Inanspruchnahme im Jahre 1924 wegen der erst jetzt eingeführten gleichartigen Berichterstattung leider keine Gesamtzahlen gegeben werden können. (In 34 — außer den unten angeführten Moskauer — Dispensaires wurden 1924 86156 Patienten erstmalig untersucht.) In der Ukraine bestehen 51 Dispensaires und einige weitere in den autonomen Republiken.

In Moskau (1542874 Einwohner 1923) wurden im Staatlichen Dispensaire des Venereologischen Instituts 1924 als neue Patienten 4218 Personen behandelt: 2120 Männer, 1599 Frauen und 160 Knaben und 339 Mädchen. An Syphilis litten 1110, davon an frischer 191; an Gonorrhoe 1041 und an Ulcus molle 76. 691 waren gesund und 1300 wiesen Haut- oder sonstige Erkrankungen auf. Wiederholte Behandlungen fanden 86857 statt.

Am 1. und 2. Kommunalen Dispensaire wurden 1924 15131 Personen erstmalig behandelt, von denen 8164 Männer, 5335 Frauen, 673 Knaben und 959 Mädchen waren. An Syphilis litten 4011, an Gonorrhoe 4182, an Ulcus molle 346, an Hautkrankheiten 1817, während die übrigen gesund waren oder an anderen Erkrankungen litten. Im ersten Vierteljahr 1925 wurden im Staatlichen Dispensaire 1410 neue Fälle behandelt (728 Männer, 491 Frauen, 89 Knaben und 102 Mädchen). 36 waren frisch, im ganzen 339 an Lues erkrankt, 260 an Gonorrhoe, 20 an Ulcus molle, 366 waren gesund und 455 litten an anderen Krankheiten. In den drei Kommunalen Dispensaires (das 3. wurde Anfang 1925 eröffnet) wurden im gleichen Zeitabschnitt 6253 Patienten: 3281 Männer, 2191 Frauen, 338 Knaben und 453 Mädchen neu eingeschrieben. Und bei ihnen wurde in 1563 Fällen Lues, in 1510 Fällen Gonorrhoe und in 124 Fällen Ulcus molle festgestellt.

Einen weiteren Überblick über die Dispensaire-Arbeit in den verschiedenen Städten vermittelt folgende Tabelle:

Venereologisches Dispensaire in	Einwohner 1923	Zahl der Besuche (1924)		Von den erstmalig Behandelten litten an:											
				Syphilis								Urethritis		Ulcus molle	Dermatosen
					Lues II			Lues III							
		erstmalig	wiederholt	Primäraffekt	recens	recidiva	latens	gummosa	latens	Paralysis progr.	Tabes dorsalis	acute	chronische		
1. Jaroslaw (1. Mai bis 31. Dezember)	89 881	1766	4966	23	23	83	9	56	—	—	—	120	28	20	1404
1a. „ Fabrik Krasnow Perchop		1154	5054	6	7	73	2	8	—	5	—	31	12	2	1699
2. Ribinsk (Gouvernement Jaroslaw)		2660	11143	156	—	250	148	31	39	4	9	349	120	4	1250
3. Rostow „ „		340*	152*	172	110	143	164	49	16	2	4	72	52	8	?
4. Iwanowo-Wosnessiensk	71 879	1094	13804	40	298	3	202	56	14	2	7	124	334	12	?
5. Briansk		2574	8703	21	184	76	208	22	48	—	—	196	71	5	1743
6. Woronesch	91 447	535	8561	15	27	77	35	38	14	—	—	81	65	4	179
7. Omsk	143 380	3605	28610	85	184	164	266	229		5		597		14	1375
8. Ulianowsk	67 990	2425	8770	15	151	32	133	125	43	1	1	140	62	2	1747
9. Tambow	67 205 (1920!)	5152	46908	62	440	77	161	86	253	—	4	37	298	5	1864
10. Twer (Juni bis Dezember 24)	83 348	707	5729	24	406			106		—	—	105	56	10	1948
11. Busuluk (1. März 24 bis 1. Januar 25)		1987	5912	7	15	39	64	241	—	—	—	39	54	—	928
12. Kursk (Oktober bis Dezember 24)		1194	4044	11	33	30	6	23	7	—	—	38	18	9	1035
13. Krasnojarsk (Januar 25)	70 312	214	389	4	4	29	6	12	8	1	1	10	12	—	127
14. Irkutsk (18. August bis 31. Dezember)	88 358	2876	13486	17	138	23	172	162	159	—	24	111	191	4	735
15. Kostroma*		2158	1408	33	59	21	189	47	125	4		223	143	10	1320
16. Nischni-Nowgorod	93 705	2486	25206	56	53	47	307	98	138	—	4	263	10	102	1024
17. Wladimir		2298	10232	50	98	59	238	81	21	5	3	133	181	3	1426
18. Astrachan (1. April 24 bis 1. März 25)	118 764	1887	15659	40	65	97	69	88	33	—	—	154	197	33	874
19. Tula	123 089	8148	30597	47	471			176		5		304	135	16	5903
20. Perm	67 674	3999	28695	117	308	331	297	46	46	8	24	378	539	2	—
21. Pensa	79 540	1938	19204	35	106	—	70	145	—	17		250	76	3	889
22. Nowo-Nikolajewsk (Januar bis Juli 24)	58 436	4565	32291	47	244	116	339	55		66		759		—	1108
23. Samara	150 192	1803	37590	43	42	142	541	127	—	3	19	331	473	—	2511
24. Saratow (September 23 bis August 24)	183 149	3034	46792	34	701			237		—	—	656	310	24	1072
25. Pokow		3455	24281	66	116	98	213	79	9	2	5	222	124	35	2486
26. Nischni-Tagilsk (Januar bis März 25)		953	4676	20	7	61	162	11	73	—	5	66	37	2	334
27. Smolensk ($9^1/_2$ Monate)	66 686	1731	30320	34	35	—	228	55	—	—	3	130	537	—	268
28. Rostow a. Don	181 798	3303	70156	128	558		243	176	—	22		556	358	159	158
29. Orel	71 519	280	721	33	9	9	?	?	?	?	?	?	?	?	?

* Zahl der Behandelten.

f) Polikliniken.

Die meisten Polikliniken (Ambulatorien) gewähren auch für Haut- und Geschlechtskrankheiten spezialistische Behandlung und die diese Arbeit leistenden Ärzte haben durchschnittlich eine 3- bis 5jährige spezialistische Ausbildung hinter sich.

Der Grundunterschied gegenüber dem Dispensaire ist das Fehlen der nachgehenden Behandlung (follow-up system), diese ist aber im Hinblick auf die bessere Durchführung der Kuren als besonders wichtig erkannt worden, und so geht das allgemeine Streben dahin, die Dispensarisation allmählich überall an Stelle der ambulatorischen Behandlung treten zu lassen.

Der Unterschied zwischen der Güte der Behandlung im Ambulatorium und im Dispensaire geht daraus hervor, daß in 24 städtischen Ambulatorien in Moskau auf einen Fall von Syphilis 11,3, auf einen Fall von Gonorrhoe 12,3 und auf einen Fall von Ulcus molle 9,5 Besuche kamen; während in den beiden kommunalen Dispensaires die gleichen Zahlen lauteten: 33, 41,2, 16,9.

Inzwischen hilft man sich damit, daß bei solchen Fällen, bei denen eine nachgehende Behandlung dringend erforderlich ist, oder bei denen besondere soziale Momente vorliegen, eine Überweisung vom Ambulatorium aus an das Dispensaire erfolgt.

In der Stadt Moskau bestehen 49 Ambulatorien, die Geschlechtskranke behandeln, ein großer Teil von ihnen hält Abendsprechstunde ab. Erstmalig wurden dort 1924 aufgenommen: 57 165 Männer, 45 362 Frauen und 25 372 Kinder. 94,37 Proz. von ihnen waren Versicherte oder standen diesen Kreisen nahe. An Syphilis litten 22 699, an Gonorrhoe 21 828, an Ulcus molle 1797, während die übrigen an Haut- und sonstigen Krankheiten litten. 27 381 Salvarsan-Injektionen wurden verabfolgt.

Im Gouvernement Moskau (1923 1 845 586 Einwohner) bestehen in 11 Bezirken Ambulatorien, in denen 1924 15 867 Männer, 10 499 Frauen und 12 509 Kinder erstmalig empfangen wurden. Von ihnen litten 3714 an Syphilis, 811 an Gonorrhoe, 63 an Ulcus molle, während die übrigen an Haut- und sonstigen Krankheiten litten.

g) Krankenhäuser.

Im Jahre 1919 kam ein Krankenbett für venerisch Leidende auf 24 000 Einwohner; 1923 ein solches auf 9 600. Angestrebt wird, die Bettenzahl so zu vermehren, daß auf je 1000 Personen städtischer und je 10 000 Personen ländlicher Bevölkerung ein Bett entfällt.

IV. Die venereologische Versorgung des platten Landes.

So bedeutend in Hinsicht auf die kurze Entwicklungszeit die Erfolge auf sozialhygienischem Gebiete in den Städten waren, so unzulänglich ist das bisher auf dem Lande Erreichte. Weil Bürgerkrieg, Hungerjahre und die damit herrschenden chaotischen Zustände nur sehr wenig zur Wahrung der Interessen der Bauern, die 85 Proz. der Gesamtbevölkerung ausmachen, zugelassen hatten *). Doch ist man seit der letzten Zeit bemüht, unter der neuen Devise „Dem Dorfe entgegen" auch auf dem Lande die Gesundheitspflege nicht nur neu aufzubauen, sondern auch dort überall zu inaugurieren, wo sie früher fehlte. Zahlen für das Moskauer Gouvernement sind soeben gegeben worden.

Das ländliche medizinische Netz beginnt jetzt auch allmählich sich zu festigen, und den Medizinalbezirken ist vor allem auch ein prophylaktisches Gepräge aufgedrückt worden, indem vor allem eine ziemlich intensive hygienische Aufklärungstätigkeit entfaltet wird. Die ärztliche Versorgung ist jetzt schon auf dem Lande größer geworden als vor dem Kriege, was die Zahl der medizinischen Stationen erweist. Ein Vergleich der Berichte aus 16 früheren Semstwo-Gouvernements — die sich bereits in der Zarenzeit durch eine gehobene Gesundheitsfürsorge auszeichneten — aus dem Jahre 1924 mit der Statistik von Dr. Fraenkel-Leningrad von 1910 lehrt den Fortschritt der ärztlich-medizinischen Versorgung. Vor dem Kriege bestanden 1338 Stationen, 1914 1699 mit einem Aktionsradius von 11,2 gegen 13,1 Werst und einer zu versorgenden Durchschnittseinwohnerzahl von 17 400 gegen 23 813 im Frieden. Diese Ziffern erweisen, daß die russischen Medizinalverhältnisse auf dem Lande zwar immer noch weit von normalen Zuständen entfernt sind, doch muß hervorgehoben werden, daß die Regierung sich dauernd um Abhilfe und Besserung bemüht. Prof. Semaschko der Gesundheitsminister der RUSSR hat jüngst in einer Rede in Berlin die Zustände auf dem Lande in Rußland dahin charakterisiert: „das medizinische Netz zur Fürsorge für die Gesundheit unserer ländlichen Bevölkerung ist erschreckend armselig, sowohl quantitativ wie qualitativ. Viele der Gebäude sind reparaturbedürftig, es liegt Mangel an Wäsche, an Instrumenten und an Medikamenten vor; das medizinische Personal, das unter außerordentlich schwierigen Verhältnissen arbeitet, wird unzulänglich honoriert."

Diese Äußerung des russischen Gesundheitsministers zeigt die Ehrlichkeit, mit der die herrschenden Zustände auf gesundheitspolitischem Gebiete dargestellt werden, das gleiche erweist eine in der Zeitschrift „Venereologie und Dermatologie", Jahrgang 1925, Nr. 2, veröffentlichte Arbeit von E. I. Elian, der darauf hinweist, wie der Kreis Lukajonow (Gouvernement Nischni-Nowgorod) ärztlich völlig vernachlässigt sei, da bei 37 471 Einwohnern nur 12 Ärzte und 144 Krankenhausbetten für Geschlechtskranke zur Verfügung stehen. Er hebt hervor, daß dadurch eine frische Syphilisdurchseuchung durch die Bevölkerung ziehe, denn es kamen zur ärztlichen Kenntnis auf 265 ältere Syphilisfälle 582 sekundäre und nur 7 Primäraffekte. Er betont, daß infolge falscher Sparsamkeit nur 64 Gramm Neosalvarsan verbraucht wurden und daß für Aufklärung nicht vorgesorgt

*) Man darf auch nicht vergessen, daß in einem so großen Lande wie Rußland, das ein Sechstel der Erde einnimmt und eine Bevölkerung von 131 Millionen (1923) umfaßt, in zwei bis drei Jahren eine Durchorganisierung der Bekämpfung der Geschlechtskrankheiten eine objektive Unmöglichkeit darstellt!

worden sei. Wandel in diesen Zuständen wird nun durch eine ländliche Spezialstation geschaffen werden.

Zur Besserung und Sanierung der ländlichen Verhältnisse gewährt das Gesundheitsministerium Zuschüsse zu den Ortsbudgets RSFSR, die für das Etatjahr 1925/26 erhöht werden. 1925 erreichten sie 10 Millionen 125 000 Goldrubel. Daneben werden langfristige, zinslose Anleihen zum Bau von Krankenhäusern gewährt.

Besondere Aufmerksamkeit wird der Ausbreitung der Syphilis auf dem Lande geschenkt. Zum Ausbau des Medizinalnetzes, das die Basis der medizinischen Versorgung der Dörfer bildet, und zur Bekämpfung der infolge der hygienischen Unwissenheit der Bevölkerung überhand nehmenden Infektionskrankheiten hat das Gesundheitsministerium als Hilfe für die Lokalorganisationen auf eigene Rechnung 26 Medizinalabteilungen zur Bekämpfung der Geschlechtskrankheiten eingerichtet. Doch ist dies erst ein bescheidener Anfang, dessen Ausmaß in keinem Verhältnis zu dem jetzt zu beobachtenden Kulturdrang bei den Bauern steht.

Außerdem wurden seit 1925 von den Gouvernements- und Kreisgesundheitsämtern „venerologische Punkte" *) zum Kampf gegen die Geschlechtskrankheiten, vornehmlich gegen die Syphilis unter der Landbevölkerung eingerichtet (sogenannte Dorf-Dispensaires), und zwar in Ortschaften, in denen besonders viele venerische Kranke beobachtet worden waren. Diese „Ven-Punkte" werden gemäß dem Haushaltsplan der sanitäts-prophylaktischen Unterabteilung des Goubsdraw (Gouvernements-Gesundheitsamt) auf Kosten des Goubsdraw, Usdraw und Wolost errichtet und betrieben.

Die Ven-Punkte werden, fällt der Rayon, in dem die Erkrankungen zur Beobachtung kamen, mit dem Medizinalbezirk zusammen, den bestehenden medizinischen Punkten angegliedert. Befindet sich der Herd der Erkrankungen zwischen zwei Medizinalbezirken, dann wird der Ven-Punkt als selbständige Einheit eingerichtet.

Wird der Ven-Punkt an eine bestehende Krankenanstalt angegliedert, so wird das vorhandene medizinische Personal um einen Spezialisten und um eine Person mit mittlerer medizinischer Ausbildung verstärkt. Das Personal eines selbständig betriebenen Ven-Punktes setzt sich zusammen aus einem Venerologen, einem Feldscher und einem Wärter.

Die Aufgaben eines Ven-Punktes sind folgende:

1. Registrierung der Kranken, Beratung und Behandlung, wissenschaftlich-medizinische Forschung, Ermittlung der Erkrankungen in Familien, Gehöften, Schulen und Institutionen für Mutter- und Säuglingsschutz des Narkomsdraw, sanitäre Aufklärung und Belehrung.
2. Statistische Zentralstelle für alle Erkrankten des versorgten Bezirks, gleichgültig ob dort oder anderwärts in Behandlung.

Behandelt werden im Ven-Punkt alle sich dort selbst Meldenden wie auch die von andern Institutionen aus Überwiesenen.

Die Ven-Punkte arbeiten Hand in Hand mit den Dorf-Sanitäts-Kommissionen und den gleichen Abteilungen der Bezirksräte (Wolost-Sowjets) zwecks Schaffung von „Zellen" zur Bekämpfung

*) Ab 1. Oktober 1926 arbeiten 68 Ven-Punkte.

des Venerismus. Zur Mitarbeit werden dabei das Personal der Kinderkrippen, die Schullehrer sowie die Komsumol (Jung-Kommunisten) herangezogen.

Der Ven-Punkt selbst verfügt über die notwendigen Medikamente und Instrumente sowie über eine kleine Ausstellung einschließlich populärer Literatur über die venerischen Krankheiten, sowie über einen Lichtbildapparat und Diapositive.

Die Ven-Punkte sind zur Berichterstattung an das Kreisgesundheitsamt bzw. an das Goubsdraw verpflichtet, von wo aus das nach bestimmten Gesichtspunkten bearbeitete Material an die Sanitär-Epidemiologische Abteilung des Narkomsdraw weitergereicht wird.

Spezielle kleine venereologische Stationen finden sich seit 1923 auf dem platten Lande in der Ukraine. Ihre Zahl ist von 15 bereits auf 105 im Jahre 1925 angewachsen. Diese Einrichtungen sollen auch in der RUSSR eingeführt werden.

Die venereologischen Dorfstationen sind besonders ausgebildet worden in den Gouvernements Kiew, Odessa, Podolien und Charkow. Über die Arbeit des Dorf-Dispensaires in Krasno-Armeisk im Gouvernement Charkow hat Fedorowski auf dem I. Allrussischen Venereologen-Kongreß berichtet: „Das Dispensaire versorgt 16 Dörfer mit einer Gesamtbevölkerung von 20 000 Einwohnern. In 9 Monaten untersuchte und behandelte es 1280 Neuaufnahmen an Haut- und Geschlechtskrankheiten. Besonders hoch ist die Patientenzahl im Winter, zu der Zeit also, wo die Bauern weniger beschäftigt sind. Die Gesamtzahl der Geschlechtskranken betrug 255, davon waren 222 Syphilisfälle und 33 Gonorrhoefälle. Von 168 Luesfällen mit manifesten, ansteckenden Erscheinungen waren 25 primäre, von denen 20 sich extragenital infiziert hatten. Die prophylaktische Tätigkeit des Dispensaires bestand gleichermaßen wie in der Stadt in Vorträgen vor den Patienten, ferner in 20 Konferenzen, die in den Dörfern abgehalten wurden und in reichlicher Verteilung von Druckschriften. Auf prophylaktisch-medizinischem Gebiet wurden bei den einzelnen Erkrankten die Personen ihrer Umgebung durchuntersucht, wogegen sich nur im Anfang Widerstand erhob, während später die Bauern, nachdem sie sich von der Nützlichkeit dieser Untersuchungen überzeugt hatten, sich ihnen gern und willig unterzogen. Waren im Anfang der Arbeit die Zahlen der extragenitalen Infektionen relativ hoch, so konnten in den letzten Monaten dank der Aufklärungsarbeit keine Fälle extragenital erworbener Syphilis mehr festgestellt werden, was einen deutlichen Beweis für das Fruchttragen der Dispensaire-Arbeit darstellt."

Die Gesamtzahl der Kranken, die, 1924 in der Ukraine in Dispensaires wie in den ländlichen Stationen behandelt wurden, beträgt 410 513. Davon wurden 24 130 in ihrer Wohnung untersucht (Familienuntersuchungen). Von der Gesamtzahl aller Untersuchten wurden 81 043 als venerisch krank registriert; an Lues litten 58,3 Proz., an Gonorrhoe 39,9 Proz. und an Ulcus molle 1,8 Proz. 94 210 Salvarsaninjektionen und 382 281 Hg-Injektionen wurden verabfolgt.

V. Die sexuelle Erziehung.

Auch in Sowjetrußland wird dem sexuellen Problem ernsteste Beachtung seitens der verantwortungsvollen Kreise geschenkt, wovon auch die Resolutionen der verschiedenen Parteikonferenzen zeugen. Dazu sei eine Verlautbarung des Gesundheitsministers Semaschko hervorgehoben, in der er sich programmatisch an die Jugend wendet:

„Die heranwachsende Jugend muß die leichtfertige, unbekümmerte Einstellung der Familie gegenüber, die Auffassung, man könne seine Familienverhältnisse beliebig oft wechseln, verlernen.

Volle Freiheit der Gefühle bedeutet nicht Hemmungslosigkeit, nicht, daß man seine Geschlechtsbeziehungen je nach Zufall und Laune wechseln darf. Regelloser geschlechtlicher Verkehr beeinträchtigt zweifellos den Organismus, untergräbt seine Kräfte, schwächt den Menschen als Kämpfer, als Schöpfer neuen Lebens. Die Kräfte des Menschen sind aber begrenzt. Je mehr Energie auf diese, gewiß auch berechtigte Seite des Lebens verbraucht wird, desto weniger Kraft bleibt für die Ausgestaltung und Auswirkung bewußter Persönlichkeit übrig. Unsere Vorstellung von neuem Leben und neuer Familie hat nichts zu tun mit chaotischem und verantwortungslosem geschlechtlichen Verkehr, wie er sich in den Köpfen rein triebhaft eingestellter Elemente als erstrebenswertes Ideal ausmalt.

Die Frage der Familien- und Geschlechtsverhältnisse ist nicht allein eine Frage von Vielmännerei oder Vielweiberei. Die alten Formen der Familie brechen vor unsern Augen zusammen, die neuen Formen sind erst in Bildung begriffen. Sollen wir in diesen spontanen Prozeß nicht bewußt regulierend eingreifen?

Nur allzu häufig zeugt leichtsinniges Verhalten der Familie, der Mutter, der Frau gegenüber, das ärgste soziale Übel. Mit dem Strom dürfen wir nicht schwimmen, dürfen nicht alles einem naturblinden, elementaren Prozeß überlassen.

So sieht unsere Unsittlichkeit, so unsere Moral aus! Die Unterwerfung der Interessen des Individuums unter die Interessen der Gesamtheit, freiwillige Bindung zwischen unabhängigen Männern und Frauen, Unterordnung aller chaotischen Äußerungen der Menschennatur unter die Forderungen höherer Ordnung — das sind die Grundlagen unserer Ethik — die wir schaffen und aufbauen, um — wie Lenins Worte lauten — allen zu zeigen, daß die Sittlichkeit dazu dient, die menschliche Gesellschaft höher emporsteigen zu lassen."

Daß diesem Ideal die heutige russische Jugend noch nicht entspricht, darf nicht wundernehmen, hat doch der Einfluß des Krieges und der Nachkriegszeit auch in den westeuropäischen Staaten zu einer erheblichen sexuellen Verwahrlosung der Jugend geführt. Die gleichaltrige Jugend Sowjetrußlands hat aber außer den Weltkriegsjahren die Jahre des Bürgerkrieges, der Hungerkatastrophen und der Seuchen hinter sich. So ist es zu früh, jetzt schon, nach drei bis vier Jahren friedlichen Aufbaus, eine Konsolidierung der neuen Ethik zu erwarten.

Indessen sind Ärzte, Psychologen und Pädagogen intensiv am Werke, das Fundament dieser neuen Ethik zu mauern. Die Grundidee dabei ist, daß die Sexual-Pädagogik kein spezielles Lehrfach sein darf, sondern ein organischer Bestandteil der Gesamterziehung und Charakterbildung sein muß. Erstarkendes Verantwortungsbewußtsein soll den Ausgleich schaffen zwischen den eigenen Trieben und den Forderungen der Gesamtheit. Die Erziehung der Jugend, die auf der Idee der Arbeit als einer schöpferischen Macht im Leben der Gesellschaft und als eines Bindestoffes zwischen dem Einzelindividuum und der Gesamtheit, auf der tatsächlichen Gleichberechtigung von Mann und Frau in wirtschaftlicher, rechtlicher und geistiger Beziehung sowie auf der Idee der Gesundheit in eugenetischem Sinne beruht, soll die Grundlage bilden für die neuentstehenden Beziehungen des heranwachsenden Geschlechts, für die individuelle wie für die soziale Zuchtwahl.

In diesem Gesamtrahmen der Erziehung soll die Berücksichtigung der Sexualität der Idee der Rationalisierung des Geschlechtsleben zustreben.

VI. Öffentliche Sittlichkeit, Prostitution, Geschlechtskrankheiten und Strafrecht.

Die sowjetistische Strafgesetzgebung auf dem Gebiete der öffentlichen Sittlichkeit sucht vor allem die Kinder und die Jugend zu schützen. Sie lehnt jede Einmischung seitens des Staates und der Gesellschaft in geschlechtliche Beziehungen ab, soweit es sich dabei um Menschen oberhalb des Schutzalters handelt, und auf beiden Seiten die sexuelle Beziehung auf freiem Willen beruht. Auch Homosexualität, Sodomie und sonstige andere Formen der Triebrichtung werden nicht an sich als Vergehen gegen die öffentliche Sittlichkeit betrachtet. Alle Formen der geschlechtlichen Betätigung sind Privatangelegenheiten. Die Frage der kriminellen Verfolgung taucht erst auf, bei Anwendung von Zwang und Gewalt, wie überhaupt dann, wenn es sich dabei um einen Übergriff oder die Schädigung der Interessen eines anderen handelt. Weiterhin bemüht sich das Sowjet-Recht überall dort strafrechtlich einzugreifen, wo die individuelle Freiheit auf sexuellem Gebiet zu ungesunden Erscheinungen im allgemeinen Gesellschaftsleben führt.

Die Verbrechen auf dem Gebiete der geschlechtlichen Beziehungen sind in den §§ 166—171 des Strafgesetzbuches zusammengefaßt.

§ 166. Geschlechtliche Beziehungen mit Minderjährigen werden mit Gefängnis nicht unter 3 Jahren bei strenger Einzelhaft bestraft.

§ 167. Geschlechtliche Beziehungen mit Minderjährigen, verbunden mit Vergewaltigung, oder die Befriedigung des Geschlechtstriebes in demoralisierender Weise wird mit Gefängnis nicht unter 5 Jahren bestraft.

§ 168. Die Demoralisierung Minderjähriger und Unmündiger durch immorale Handlungen wird bestraft mit Gefängnis bis zu 5 Jahren.

§ 169. Vergewaltigung, d. h. Nötigung zur Unzucht unter Anwendung von physischer oder psychischer Gewalt oder durch Ausnutzung hilfloser Lage der geschädigten Person wird mit Gefängnis nicht unter 3 Jahren bestraft.

§ 169 a. Die Ausübung der Nötigung auf eine Frau zum Zwecke der Unzucht durch eine Person, von der die betreffende Frau materiell oder dienstlich abhängig ist, wird durch die im § 169 vorgesehene Strafe bestraft.

§ 170. Die Nötigung, die aus Habsucht oder zur Erreichung anderer persönlicher Vorteile durch physischen oder psychischen Einfluß zur Ausübung der Prostitution ausgeübt wird, wird mit Gefängnis nicht unter 3 Jahren bei strenger Einzelhaft bestraft.

§ 171. Kuppelei, Unterhaltung von Lasterhöhlen sowie das Anwerben von Frauen für die Prostitution wird mit Gefängnis nicht unter 3 Jahren, mit Konfiskation eines Teiles oder des ganzen Besitzes bestraft.

Wenn jedoch die zur Prostitution Verleitete unter dem Schutz des Angeklagten stand, ihm untergeordnet oder noch nicht mündig ist, so wird die Strafe auf nicht unter 5 Jahre Gefängnis verschärft.

Auf Grund des § 171 sind im Jahre 1925 zwei der größten Lokale in Moskau, „Eremitage“ und „Bar“ geschlossen, konfisziert und die Besitzer mit 3 Jahren Gefängnis bestraft worden.

Ferner ist die Übertragung einer Geschlechtskrankheit auf einen andern nach § 155 des Strafgesetzbuches strafbar.

Die Ansteckung einer anderen Person durch eine schwere venerische Krankheit wird mit Gefängnis bis zu 3 Jahren bestraft.

Zur Zeit wird folgende Änderung des Strafgesetzbuches § 155 in Erwägung gezogen, die auch der Jurist Prof. Elistratow (Moskau) auf dem 2. Allrussischen Kongreß zur Bekämpfung der Geschlechtskrankheiten in Charkow im Mai 1925 forderte:

Wer wissentlich einen anderen durch Geschlechtsverkehr oder durch irgendeine andere Handlung der Gefahr einer venerischen Infektion aussetzt, wird mit Gefängnis oder mit Zuchthaus bis zu 1 Jahre bestraft.

Gleichzeitig sollen alle Institutionen, die Geschlechtskranke behandeln, wie auch die Privatärzte zur Ausgabe von Merkblättern verpflichtet werden, deren Erhalt vom Kranken schriftlich anzuerkennen ist, so daß auf Grund davon die Bestrafung von Infektionsquellen erfolgen kann.

VII. Die Prostitution und ihre Bekämpfung.

Jede Zwangsmaßregel gegen die Prostituierten, wie Forderung einer Kontrolle, oder irgendeine Form der offenen oder geheimen Reglementierung, ist kategorisch verboten. Grundsatz ist, nicht die Prostituierte gilt es zu bekämpfen, sondern die Grundlagen, die zur Prostitution führen!

Zur Zeit des Bürgerkrieges und in den schweren Hungerjahren, in denen jeder nur so viel bekam, wie kaum zur Befriedigung des Lebensminimums ausreichte, war die Prostitution völlig von der Bildfläche geschwunden. Das Gebot der allgemeinen Arbeitspflicht für jedermann stempelte zugleich die Prostituierte zum „Deserteur der Arbeit“, da Arbeitsmöglichkeit wie die Mittel zur Befriedigung der notwendigsten Bedürfnisse jedem arbeitenden Bürger in gleichem Maße zugeteilt wurden.

Außerdem trugen zum Verschwinden der Prostitution noch bei die vollständige soziale Befreiung der Frau, die Veränderung der Form der Ehe sowie die ausgedehnte Agitation und Aufklärungsarbeit.

Nach Beendigung des Bürgerkrieges und damit der Heimkehr der Männer, nach Aufhören der allgemeinen Arbeitspflicht stellte sich Arbeitslosigkeit ein, besonders unter den weiblichen Arbeitskräften, da die Lage der Betriebe und Fabriken noch nicht allen Arbeitsmöglichkeit geben kann.

Die „Neue ökonomische Politik" („NEP") brachte dazu noch die Entwicklung einer neuen Bourgeoisie mit sich und die „Nepmen", die gut verdienten, weckten wieder die Nachfrage nach der Prostitution.

Wenn so Arbeitslosigkeit der Frau auf der einen und Überverdienst der Männer auf der andern Seite zur Rückkehr der Prostitution führten, so mußten auch Maßnahmen zur Bekämpfung der Prostitution getroffen werden, die sich den neuen Momenten anpaßten.

So wurde 1922 der Zentralrat zur Bekämpfung der Prostitution in Anlehnung an das Narkomsdraw gegründet, gleichzeitig auch die inzwischen erfolgte Schaffung von Gouvernementsräten und von Bezirksräten in großen Städten zur Bekämpfung der Prostitution angeregt.

Am 31. Dezember 1922 wurde ein besonderes Zirkular veröffentlicht, das die Richtlinien über die Maßnahmen zur Bekämpfung der Prostitution zusammenfaßt. Es wurde versandt an die Exekutivkomitees der Gouvernements für alle Abteilungen und Gewerkschaften in den einzelnen Gouvernements unter verantwortlicher Zeichnung des Gesundheitsministers, des Innenministers sowie des Sekretärs des Allrussischen Zentralgewerkschaftsrates.

Das Zirkular hebt hervor:

Die neue ökonomische Politik hat eine Verstärkung der verschwindenden Prostitution hervorgerufen. Aus den verschiedenen Gegenden der Republik kommen Nachrichten von der Erneuerung aller Arten der professionellen Prostitution, der verborgenen Lasterhöhlen, der Kuppelei.

Wir lenken die Aufmerksamkeit aller Organe der örtlichen Regierungen darauf hin, daß die ernste Bekämpfung des genannten Übels keinen Aufschub duldet und schlagen folgende Maßnahmen vor:

a) Bei Abbau der Belegschaft oder der Angestellten eines Betriebes ist bei den Entlassungen von Frauen mit besonderer Vorsicht auf die ökonomisch schwächsten und am schlechtesten versorgten Gruppen von Frauen vorzugehen. (Alleinstehende Mädchen und Frauen, Schwangere und Frauen mit kleinen Kindern.)
b) Es sind industrielle und landwirtschaftliche Kollektivbetriebe zu organisieren, die Arbeitsgelegenheit für erwerbslose, unqualifizierte Arbeiterinnen schaffen.
c) Bereitstellung von genügend Plätzen in den professionell technischen Schulen, zur professionellen Qualifizierung der Frauen.
d) Gründung von Heimen für arbeitslose Frauen sowie von Unterkunftshäusern zur zeitweiligen Beherbergung von Frauen und Mädchen, die in eine fremde Stadt kommen.
e) Größere Fürsorge für verwahrloste Kinder.
f) Agitatorisch aufklärende Arbeit unter der gesamten erwachsenen wie jugendlichen arbeitenden Bevölkerung über das Wesen der Prostitution, ihre Unzulässigkeit und immorality innerhalb der Arbeiterrepublik und die mit ihr verbundenen Gefahren.

Neben diesen Maßnahmen vorbeugenden Charakters werden folgende direkte Maßregeln zur Bekämpfung der Prostitution aufgestellt:

a) Verschärfung der administrativen Aufsicht überall da, wo die arbeitende Bevölkerung zur Demoralisation und die Frauen zur Prostitution getrieben werden können, unter enger Mitarbeit der Gewerkschaften und Frauensektionen bei Ausschluß aller vorrevolutionären Methoden.
b) Energischer Kampf gegen Mittler und Helfer der Prostitution, gegen Unterhalter jeder Form von Lasterhöhlen, unter Anwendung aller administrativen und gerichtlichen Maßregeln.
c) Organisation einer leicht erreichbaren und unentgeltlichen Behandlung der venerischen Krankheiten, vorzugsweise durch die Organisation von Dispensaires.

Ferner hat der Leiter der administrativen Verwaltung des Innenministeriums und der Chef der Miliz der RUSSR eine Instruktion an die Organe der Miliz zur Bekämpfung der Prostitution durch Befehl vom 25. Januar 1924 bekannt gegeben, die sich gegen alle Brut- und Unterkunftsstätten des Lasters richtet:

I. Die Grundarbeit der Miliz zur Bekämpfung der Prostitution besteht:
a) In der Aufdeckung von Lasterhöhlen, welche schlimme Faktoren sind, die zur Weiterentwicklung der Prostitution beitragen und verstümmelte Formen bilden einer mitleidlosen Ausbeutung durch verbrecherische Elemente; solcher Frauen, die durch ökonomische Verhältnisse oder andere Bedingungen in die Prostitution hineingeraten sind.
b) Im Auffinden und Festnehmen von Personen, welche Kuppelei betreiben, Lasterhöhlen halten, Frauen für die Prostitution werben und Souteneurs.
c) Im Ergreifen von Maßregeln und im Verhindern der Benutzung öffentlicher Belustigungsorte zu Zwecken der Prostitution und ihrer Verwandlung in Lasterhöhlen.

II. Die unter b verzeichneten Personen sind zu arretieren und nach dem Strafgesetz §§ 170/171 zur Verantwortung zu ziehen, die öffentlichen Lasterhöhlen sofort zu schließen.

III. Die praktische Verwirklichung der genannten Aufgaben wird durch die Miliz ausgeführt:
a) Durch periodische Untersuchungen aller Vergnügungsstätten, wie Cafés, Bierhallen, Restaurants usw., wobei bei Ausübung dieser Pflicht die Milizisten das Recht haben, alle einzelnen Zimmer und Kabinette ungehindert zu besichtigen.
b) Durch beständige unermüdliche Beobachtung der Familienbäder und im Sommer der Boulevards, Gärten und Plätze.
c) Durch Besichtigungen einzelner Wohngrundstücke, falls das Bestehen von Lasterhöhlen dort vermutet wird.

IV. Obgleich die Miliz mit aller Entschlossenheit und Energie ihre Funktionen zur Aufdeckung der Lasterhöhlen ausüben soll, darf sie jedoch dabei keine unmittelbaren Repressalien gegen die einzelnen Prostituierten und ihre Klienten anwenden. Sie zieht sie nur als Zeugen in der betreffenden Sache heran.

Anmerkung: Prostituierte, welche noch nicht 16 Jahre alt sind, werden bei der Entdeckung der entsprechenden Organisation des Volkskommissariats für Volksbildung zugeschickt.

V. Alle Milizisten haben bei Ausübung ihrer Dienstpflichten den Prostituierten gegenüber alle Regeln der Höflichkeit und Korrektheit zu beobachten und sich in keinem Falle eine grobe Behandlung ihnen gegenüber zu erlauben, da diese Frauen auf ihren Weg durch schwere materielle Bedrängungen oder unglückliche Lebensverhältnisse geraten sind.

Die Rolle des Dispensaires auf diesem Arbeitsgebiet ist die spezielle Aufklärung der Bevölkerung über die Prostitution und ihre Gefahren und die Heranziehung der Arbeiter und Arbeiterinnen zur freiwilligen Mitarbeit an der Bekämpfung der Prostitution. Diese wird dergestalt durchgeführt, daß die Arbeiter ihre Kameraden von der Benutzung der Prostitution und die Arbeiterinnen ihre Arbeitsgefährtinnen durch moralische Einwirkung von der Prostituierung zurückzuhalten trachten. Als freiwillige Hilfskräfte zur Erfassung der Prostituierten arbeiten in den Dispensaires Medizinstudentinnen der letzten Semester, die durch Beobachtung die Prostituierten feststellen und dann durch Überredung versuchen, sie der ärztlichen Untersuchung und sozialen Befürsorgung seitens des Dispensaires zuzuführen.

Das 2. Moskauer Dispensaire hat als ersten Versuch eine Arbeitsstätte für Prostituierte eingerichtet. Hier werden Säcke (nach denen gerade in Moskau außerordentlich starker Bedarf ist) ausgebessert und genäht, und die Sackfabriken haben sich verpflichtet, bei Neueinstellungen in erster Linie die vom Dispensaire Empfohlenen anzustellen.

Der Zentralrat zur Bekämpfung der Prostitution hat bisher neun Sitzungen gehabt, die letzte am 27. April 1925. In dieser Sitzung, die unter dem Vorsitz des Gesundheitsministers stattfand, stand ein Vorschlag über Maßnahmen gegen die Prostitution zur Diskussion. Die Vorschläge der Fürsorge für die Frauen gingen dahin, daß die „Gesundheitszellen“ sich besonders der alleinstehenden und unversorgten Frauen annehmen müßten: ihre Kinder im Kinderheim unterzubringen, sie nötigenfalls juristisch zu beraten und in dringenden Fällen auch materiell zu unterstützen.

Zur Bekämpfung der Ausbreitung der Prostitution soll die Aufsicht auf den Bahnhöfen verstärkt werden, sowie die über möblierte Zimmer, Hotels, Gasthöfe und Nachtasyle.

Ferner soll eine Verordnung ausgearbeitet werden, keine Personen in Wohnungen, in denen sie kein Wohnrecht haben, übernachten zu lassen; die Ausübung der Prostitution in Wohnungen zu verbieten, in denen Kinder und Heranwachsende von 4—18 Jahren wohnen oder die in der Nähe von Schulen, Klubs usw. liegen; die Ausübung der Prostitution in Wohngemeinschaften zu verbieten.

Dazu sollen Haussuchungen gestattet sein und im Bedarfsfall die Ausweisung der Betreffenden, und zwar auch durch gerichtliche Entscheidung auf Veranlassung aller Mieter.

Die Wohngemeinschaften und die Gesundheitszellen sind anzuweisen, als krankheits- und ansteckungsverdächtig dem Dispensaire Prostituierte wie ihre Benutzer zu melden, damit das Dispensaire zwecks Untersuchung mit den Angezeigten in Verbindung treten kann.

Die Vorschläge für die Verordnung wurden in der Debatte abgelehnt, weil für ein örtliches Verbot der Ausübung der Prostitution die gesetzliche Handhabe fehlt. Der Gesundheitsminister hob dazu hervor, daß für die praktischen Maßnahmen die bestehenden Gesetze bei energischer Durchführung völlig ausreichen. Die Ausweisung einer Prostituierten aus einer Wohnung könne nicht auf Grund der Ausübung ihres Gewerbes geschehen, sondern wie bei jedem andern Bürger nur auf Grund des Wohngesetzes, und zwar wegen lärmenden und ruhestörenden Verhaltens, das ein Zusammenleben unmöglich macht.

Schließlich wurde vorgeschlagen, daß die „Frauenfürsorge“ dahin wirken solle, daß in allen Gemeinschafts-Wohnhäusern die Adresse der Bezirks- oder städtischen Frauenfürsorgestelle angeschlagen werde, zum Schutze der weiblichen Bewohnerinnen und besonders der Dienstmädchen.

VIII. Geschlechtskrankheiten und Ehe.

Eine allgemeine obligatorische Untersuchung vor der Eheschließung auf Geschlechtskrankheiten besteht noch nicht, doch haben einige Dorfgemeinschaften im Moskauer wie in anderen Gouvernements derartige Sonderbestimmungen aus eigener Initiative getroffen. Das Gesundheitsministerium der RUSSR hat zwar dem Prinzip der obligatorischen Untersuchung nicht direkt widersprochen, hält jedoch bei dem augenblicklichen Stande der Organisation der ärztlichen Hilfe und dem immer noch niedrigen allgemeinen kulturellen Niveau der Massen den Zeitpunkt für die Durchführung einer solchen Maßnahme für noch nicht gekommen. Außerdem nimmt es den Standpunkt ein, daß eine solche Maßregel bei den derzeitigen wissenschaftlichen Kenntnissen noch nicht angebracht sei. Einstweilen hält sie deshalb an der bestehenden Regelung fest, die von allen Eheschließenden eine schriftliche Erklärung darüber verlangt, daß ihnen der gegenseitige Gesundheitszustand, besonders hinsichtlich psychischer und geschlechtlicher Krankheiten wie der Tuberkulose, bekannt ist.

IX. Die künstliche Unterbrechung der Schwangerschaft.

Sowjetrußland kennt im Gegensatz zu den übrigen Kulturstaaten keine Strafandrohung gegen die Abtreibung der Leibesfrucht an sich mehr, seitdem die schweren Abtreibungsstrafen des früheren Strafgesetzes im November 1917 aufgehoben wurden.

Der § 146 des Strafgesetzbuches von 1922 verordnet jedoch: „Die Vornahme der Abtreibung der Frucht oder die künstliche Unterbrechung der Schwangerschaft mit Einwilligung der Mutter seitens von Personen, die keine dazu notwendige medizinische Ausbildung besitzen, wird mit Gefängnis oder mit Zuchthaus bis zu einem Jahre bestraft. Die gleiche Strafe trifft den Arzt, der den Abort nicht in der vom Narkomsdraw (Volkskommissar für das Gesundheitswesen) und vom Narkomjus (Volkskommissariat für das Justizwesen) vorgeschriebenen Umgebung ausführt.

Ist die in diesem Paragraphen bezeichnete Handlung gewerbsmäßig betrieben worden oder ohne die Einwilligung der Mutter erfolgt oder hatte sie den Tod zur Folge, so wird die Strafe bis zu fünf Jahren Gefängnis erhöht.“

Damit ist also Straflosigkeit für die abortierenden Frauen garantiert, gleichzeitig aber die Vornahme unsachgemäßer Abtreibung unter Strafe gestellt. Der Sinn dieser Strafbestimmung ist das Bestreben, die für die Mütter aus der unsachgemäßen Abtreibung hervorgehenden Gefahren auszuschalten, gleichgültig ob diese Gefahren von nichtberechtigten oder von legalisierten Personen ausgehen.

Das gleiche besagen auch die amtlichen Verlautbarungen, die diesen Gegenstand behandeln.

Die Vornahme des Abortes wurde am 18. November 1920 seitens des Narkomsdraw und Narkomjus durch folgendes Dekret legalisiert:

„In den letzten 10 Jahren ist nicht nur in Rußland, sondern auch in Westeuropa die Zahl der Fruchtabtreibungen beständig gestiegen. Die Gesetze aller Länder kämpfen gegen dieses Übel, indem sie die sich zur Abtreibung ihrer Frucht entschließende Schwangere sowie den die Abtreibung bei ihr ausführenden Arzt bestrafen.

Diese Art der Abtreibungsbekämpfung zeitigte bisher nirgends positive Resultate, sondern machte den Abort zu einer illegalen Angelegenheit, und lieferte so die Frauen der Geldgier der Kurpfuscher und Ärzte als Ausbeutungsobjekt aus.

Das Resultat: 50 Proz. der abortierenden Frauen erkrankten an Infektionen, 4 Proz. starben.

Die Arbeiter- und Bauernregierung ist sich darüber klar, daß dieser Zustand ein großes Übel für die proletarische Gesellschaft bedeutet. Sie bekämpft die Abtreibung, indem sie:

1. die werktätigen Frauen über alle schädlichen Folgen der Abtreibung aufklärt;
2. soweit als irgend möglich den Mutter- und Säuglingsschutz ausbaut.

Nur auf diesem Wege wird in Zukunft eine Eindämmung der Aborte möglich sein.

Heute aber, wo eine große Anzahl von Frauen durch soziale Not der Gegenwart und moralisches Erbteil der Vergangenheit zur Abtreibung gezwungen wird, erlassen das Narkomsdraw und Narkomjus gemeinsam nachstehende gesetzliche Bestimmungen zum Schutze der Frauen vor kurpfuschenden Laien und geldgierigen Ärzten, zum gesundheitlichen Schutze der Mutter und im Interesse des Nachwuchses, vor allem aber aus der Überzeugung heraus, daß alle früheren Maßnahmen ihr Ziel verfehlt haben.

1. Es werden unentgeltlich operativ Unterbrechungen der Schwangerschaft in den Spitälern der Sowjetregierung zugelassen, wobei ein Maximum an Unschädlichkeit gesichert wird.
2. Die Ausführung der Operation durch eine andere Person als einen Arzt wird strengstens untersagt.
3. Hebamme oder Wärterin, die eine solche Operation vornimmt, verliert das Recht, ihren Beruf weiter auszuüben und wird dem Volksgericht übergeben.
4. Auch der Arzt, der eine derartige Operation aus selbstsüchtigen Gründen in seiner Privatpraxis ausführt, ist dem Volksgericht zu übergeben.“

Eine Ergänzung hierzu wurde in einem Rundschreiben des Narkomsdraw vom 9. Januar 1924 erlassen, da von den Gewerkschaften Klagen erhoben worden waren, daß die unentgeltliche Schwangerschaftsunterbrechung nicht stets an erster Stelle bei den versicherten Arbeiterinnen vorgenommen würde.

„Die Ausführung von Aborten wird von uns als spezielle Art der medizinischen Hilfe angesehen. Daher wird vorgeschlagen, sich bei der Erteilung der Erlaubnis zur Ausführung von Aborten an folgende Erklärungen zu halten:

Einige Gouvernements-Abteilungen für Mutter- und Säuglingsschutz waren infolge von Raummangel für die Ausführung der Aborte in den Krankenhäusern gezwungen, nur auf die medizinischen Angaben hin die Erlaubnis für die Aborte zu erteilen. Dieselben wurden jedoch in so weitem Sinne ausgelegt, daß sie die sozialen Angaben, durch welche die Ausführung eines Abortes gefordert wurde, vollständig verdrängten.

I. Daher müssen die medizinischen Angaben sich streng auf die absolute Unmöglichkeit für die Mutter, bei der gegebenen Erkrankung zu gebären, beschränken. In solchen Fällen wird der Abort natürlich in erster Linie vollzogen.

II. An den Gouvernements-Abteilungen für Mutter- und Säuglingsschutz und in den Bezirken und Fabriksansiedlungen, wo es keine Abteilungen für Mutter- und Säuglingsschutz gibt, sowie an den Bezirks- oder Fabrikskrankenhäusern müssen Kommissionen gebildet werden, welche aus einem Arzte und einem Vertreter der Frauensektion bestehen und in Fragen über die Vollziehung von Aborten in unentgeltlichen Sowjet-Krankenhäusern entscheiden.

III. Bei der Verteilung der Betten richten sich diese Kommissionen ausschließlich nach der sozialen Lage der Versicherten. Das Recht auf Betten kommt ausschließlich den Versicherten zu, welche ihr Gehalt nach dem festgestellten Tarif des Netzes erhalten. Unter dieser Kategorie haben die Arbeiterinnen den Vorzug, welche in Produktion arbeiten. Die Betten werden nach folgenden Gruppen verteilt:

1. Arbeitslose Einzelstehende, welche Unterstützungen von der Arbeitsbörse erhalten.
2. Einzelstehende Arbeiterinnen, welche ein Kind haben.
3. Kinderreiche Frauen, welche in Produktion arbeiten.
4. Kinderreiche Frauen von Arbeitern (als kinderreich werden diejenigen angesehen, die drei Kinder haben).
5. Alle übrigen Kategorien der Versicherten.

Chef der Administrationsabteilung am Volkskommissariat für Gesundheitswesen.

Chef der Abteilung für Mutter- und Säuglingsschutz am Volkskommissariat für Gesundheitswesen.

Chef der Organisationsabteilung am Volkskommissariat für Gesundheitswesen.

Dieses Rundschreiben war durch den Bettenmangel für Wöchnerinnen und abortierende Frauen diktiert worden. Er zwang dazu, die Zuteilung der unentgeltlichen Krankenhausbetten von dem Umfang des vorliegenden Notstandes abhängig zu machen, da nicht alle einen Abort wünschenden Frauen dabei berücksichtigt werden konnten.

Am 3. November 1924 wurde dann von der Abteilung für Mutter- und Säuglingsschutz sowie dem Narkomjus ein neues Rundschreiben (Nr. 221) erlassen:

An alle Goubprokurore (Gouvernementsanwälte) und Goubsdraws (Gouvernements-Gesundheitsämter).

In Abänderung und Ergänzung der Verordnung des Narkomsdraw und Narkomjus vom 18. November 1920 (Nr. 90) und des Rundschreibens des Narkomsdraw vom 9. Januar 1924 (Nr. 13) wird vom Narkomsdraw und Narkomjus aus Anlaß der stellenweise entstandenen Mißverständnisse folgende Erläuterung erlassen:

Die Verordnung des Narkomsdraw und Narkomjus vom 18. November 1920 (Nr. 90) bezweckte in der Hauptsache die Bekämpfung der geheimen Fruchtabtreibungen sowohl, wie die Bekämpfung des Mißbrauches von Abtreibungsoperationen durch das medizinische Personal zu gewerblichen Zwecken.

Im Einklang mit der Grundidee dieser Verordnung ist auch in das Strafgesetzbuch 1922 der Artikel 146 aufgenommen worden, der Strafen vorsieht nicht nur für die Ausführung von Fruchtabtreibungen durch unbefugte Personen, sondern auch für Abtreibungen, die zwar von berechtigten Personen, aber unter ungeeigneten, nicht den vom Narkomsdraw und Narkomjus vorgesehenen Bestimmungen entsprechenden Bedingungen vorgenommen werden.

Als zur Ausführung einer Schwangerschaftsunterbrechung geeignete sind vom Narkomsdraw die den Krankenhauseinrichtungen entsprechenden Bedingungen anerkannt worden. Jedoch in Anbetracht dessen, daß die sowjetischen Krankenhäuser gegenwärtig nicht imstande sind, allen Anträgen auf Vornahme der vorgenannten Operation nachzukommen, sind zur Regelung dieser Frage:

I. Bei den Unter-Abteilungen für Mutter- und Säuglingsschutz gemäß dem Rundschreiben des Narkomsdraws vom 9. Januar 1924 (Nr. 13) Ausschüsse, bestehend aus Ärzten und je einer Vertreterin des Shenotdiel (Frauensektion), gebildet worden. Diese Kommissionen verteilen die Plätze in den sowjetischen Krankenhäusern zur Ausführung von Operationen zur Schwangerschaftsunterbrechung. Da diese Krankenhäuser hauptsächlich für Versicherte bestimmt sind, so berücksichtigen die die Plätze verteilenden Ausschüsse in erster Linie die Versicherten, und zwar nach folgender Reihenfolge der einzelnen Gruppen:

1. arbeitslose Alleinstehende, die von der Arbeitsbörse Unterstützung erhalten;
2. alleinstehende Arbeiterinnen, die schon ein Kind haben;
3. in der Industrie beschäftigte Frauen, die mehrere Kinder haben;
4. verheiratete Arbeiterfrauen, die mehrere Kinder haben;
5. alle übrigen Versicherungskategorien.

Dann folgen die übrigen nicht versicherten Bürgerinnen nach der vorstehend angegebenen Reihenfolge.

II. Die Ausführung von Aborten wird auch in privaten, von den zuständigen Gouvernements-Gesundheitsämtern registrierten Heilanstalten gestattet.

Volkskommissar für Gesundheitswesen: Semaschko.
Volkskommissar für Justiz: Kurski.
Verwalter der Abteilung für Mutterschafts- und Säuglingsschutz beim Narkomsdraw: Lebedew.
Stellvertr. Verwalter der Abteilung für Organisation und Administration bei dem Narkomsdraw: Beresin.

Vorstehendes Rundschreiben änderte also die früheren Bestimmungen dahin ab, daß jetzt auch privat praktizierende Ärzte — allerdings nur in der Klinik, nicht aber ambulant in der Sprechstunde — den die Schwangerschaft unterbrechenden Eingriff vornehmen dürfen.

Diese Erweiterung stellt die logische Fortentwicklung der Idee dar, daß den unglücklichen Folgen von kurpfuscherischen

Schwangerschaftsunterbrechungen nur durch sachgemäße Hilfe begegnet werden kann.

Die Kommissionen zur Verteilung der kostenfreien Abortbetten erhielten zugleich folgende Richtlinien für die Ausübung ihrer Aufgabe:

1. Bei den Gesundheitsbehörden aller Gouvernements sind in den Unterabteilungen für Mutter- und Säuglingsschutz Kommissionen zwecks Verteilung von Abortbetten zu bilden. Wo derartige Unterabteilungen für Mutter- und Säuglingsschutz fehlen, sind die Abortkommissionen im Anschluß an die Provinz- und Fabrikkrankenhäuser zu schaffen. Die Kommission soll aus einem Arzt, einer Vertrauensperson vom Mutter- und Säuglingsschutz und einer Delegierten der Frauensektion bestehen.

2. Bei der Bewilligung einer kostenlosen Operation hat sich die Kommission nach dem Dekret des Narkomsdraw vom 3. November 1924 (Nr. 221) zu richten.

3. Wenn eine Frau sich um eine unentgeltliche Operation bemüht, so muß sie vorlegen:

a) ein Attest über das Vorhandensein der Schwangerschaft, ausgestellt von einem Sowjetkrankenhaus, einem Ambulatorium oder einer Schwangeren-Beratungsstelle;

b) ein Attest über das eventuelle Vorhandensein von Krankheiten, ausgestellt von einer der obengenannten Stellen oder von einem Dispensaire;

c) eine Bescheinigung von der Arbeitsstelle über die Höhe des Einkommens;

d) eine Bescheinigung des Haus-Rates über die Familienverhältnisse.

Arbeitslose haben zudem noch ihre von der Arbeitsbörse ausgestellte Registraturkarte vorzulegen.

4. Für alle Bürgerinnen, die bei der Kommission den Antrag auf unentgeltliche Operation stellen, ist eine statistische Zählkarte anzulegen: „Karte für den künstlichen Abort".

5. Bei Bewilligung der kostenlosen Operation wird der Bürgerin die Karte ausgehändigt.

Mit dieser Karte geht sie nach dem Krankenhause, wo alle diese Karten gesammelt und am 1. jeden Monats der zuständigen Unterabteilung für Mutter- und Säuglingsschutz des betreffenden Gouvernements eingesandt werden müssen.

6. Auch bei Nichtgewährung eines unentgeltlichen Abortes müssen die Zählkarten mit dem entsprechenden Vermerk von den Kommissionen eingereicht werden.

7. Außer den Kommissionen sind alle Privat- und öffentlichen Krankenhäuser verpflichtet, zur Ausfüllung einer Karte über jede operierte Patientin. Ebenso für die mit einem bereits im Gange befindlichen, außerhalb der Klinik eingeleiteten Abort Aufgenommenen.

8. In jedem Falle sind die Kommissionen verpflichtet, die zur Abtreibung führenden Gründe vom medizinischen und sozialen Standpunkte aus eingehend zu prüfen.

Jede Frau muß von der Kommission aufgeklärt werden:

a) über die gesundheitlichen Nachteile der Abtreibung,

b) über die mit der Operation verbundene Lebensgefahr,

c) über die Nachteile, die die Aborte für das Wohlergehen der Sowjetrepublik darstellen.

9. Unabhängig von der persönlichen Einstellung der Kommission sind sämtliche Unterabteilungen für Mutter- und Säuglingsschutz verpflichtet, gegen die Abtreibung zu agitieren. Sie haben ständig Aufklärungsvorträge und Theateraufführungen von Gerichtsverhandlungen gegen Hebammen und Kurpfuscher zu veranstalten, um den breiten Massen der Bevölkerung die Schädlichkeit der Aborte im allgemeinen und die Gefahr der pfuscherhaften Aborte im besonderen vor Augen zu führen.

10. Die Kommissionen haben ferner Delegierte der Frauensektionen heranzuziehen zur Kontrolle der sozialen Lage derjenigen Frauen, die eine Operation beantragen, sowie derjenigen, denen die Operation abgeschlagen wurde, hinsichtlich einer trotzdem vorgenommenen Unterbrechung der Schwangerschaft.

Anmerkung: Wir kontrollieren die Folgen der Operationsverweigerung zur Urteilsbildung über den Wert der Richtlinien, die den Kommissionen bei der Bewilligung bzw. bei der Verweigerung der unentgeltlichen Operationsgelegenheit vorgeschrieben sind."

Deutlich geht aus diesen Richtlinien wie aus den Rundschreiben hervor, daß die in Sowjetrußland in der Abortfrage getroffene Regelung keineswegs eine uferlose Begünstigung der

Abtreibung darstellt. Ihre besondere Bedeutung für die Einschränkung unberechtigterweise beantragter Schwangerschaftsunterbrechungen hat gerade die Kommission, denn ihr ist Gelegenheit gegeben, die ihr durch die antragstellenden Frauen angegebenen Beweggründe zur Schwangerschaftsunterbrechung kennenzulernen, und wenn es sich dabei um äußere Notstände handelt, deren Behebung zu versuchen und so die Schwangerschaftsunterbrechung zu verhindern.

Kann RSFSR. bei 2 Millionen jährlich sterbender Kinder an die Frauenwelt nicht mit dem Verlangen sinnlosen Weitergebärens herantreten, so kann die Kommission jedoch das Ansinnen der Austragung eines Kindes sehr wohl im Einzelfalle stellen, wenn entweder das Verlangen der Schwangeren zur Unterbrechung unbillig ist, oder aber durch materielle Hilfe der Notlage der Schwangeren abgeholfen wird.

Wie hier im Einzelfall, wird die breit begonnene, immer weiter sich vertiefende Ausgestaltung der Schwangeren-, Mutter-, Säuglings- und Kinderfürsorge berufen sein, auf die Verminderung der Zahl der Aborte überhaupt einzuwirken.

Aus dem Gesichtspunkte heraus, daß dem Staate, solange er nicht allen Geborenen und zu Erzeugenden menschenwürdige Existenzbedingungen garantieren kann, nicht das Recht zusteht, von den Frauen die Austragung von Kindern zu erzwingen, werden auch diejenigen Frauen, die, trotzdem ihnen von der Kommission das Freibett abgeschlagen und die Operation als unberechtigt verweigert wurde, die Schwangerschaft unterbrechen lassen, nicht strafrechtlich verfolgt.

Das bisherige Ergebnis — das im einzelnen noch nach den gesammelten statistischen Karten von den Abteilungen für Mutter- und Säuglingsschutz bei den Gouvernements-Gesundheitsämtern wissenschaftlich bearbeitet werden wird — der auf den gesetzlichen Grundlagen durchgeführten Abortpolitik läßt sich einstweilen für die Städte dahin zusammenfassen, daß auf dem Gebiete der künstlichen Unterbrechung der Schwangerschaft das Pfuschertum seitens gewerbsmäßiger Abtreiber, wie auch seitens der Frauen selbst, so gut wie aus der Welt geschafft ist und daß damit septische Erkrankungs- wie Todesfälle auf ein Minimum reduziert worden sind.

Das Schreckgespenst eines Aussterbens der städtischen Bevölkerung infolge der Freigabe des Abortes, das auch unter russischen Ärzten willige Gläubige hatte, hat sich als Hirngespinst erwiesen. Ja, es konnte festgestellt werden, daß im Vergleich mit der Geburtenziffer vor 1914 keine irgendwie nennenswerte Verminderung eingetreten ist. Gleichzeitig ist aber durch die oben schon angedeuteten Fürsorgemaßnahmen für Mutter und Kind die Sterblichkeit im ersten Lebensmonat wie überhaupt die Säuglingssterblichkeit stark zurückgegangen, was einen Beweis bildet für die rationelle russische Geburtenpolitik. „In Leningrad fiel“ — zum Beispiel — „das bisherige Minimum der Säuglingssterblichkeit mit 13,8 auf je 100 Lebendgeborene auf das Jahr 1923 und das der Sterblichkeit im ersten Lebensmonat mit 4,9 auf die Jahre 1923 und 1924. Solche niedrigen Sterbeziffern bei hoher Geburtenzahl hielt man noch vor kurzem für russische Verhältnisse für unmöglich. Jedoch die Zeit eilt und belehrt uns eines Besseren!" (Roesle.)

Eugen Roesle, der bedeutendste deutsche Medizinalstatistiker, hat die Frage des legalisierten Abortes in einem Vergleiche zwischen Leningrad und Berlin untersucht. Nach seiner Feststellung hätte sich die Geburtenziffer Leningrads von 27,6 auf 33,2, d. h. um 20 Proz. erhöht, wenn alle abortierten Früchte ausgetragen worden wären. Dennoch stellt die Geburtenziffer Leningrads eine der höchsten großstädtischen Geburtenziffern in gegenwärtiger Zeit dar und hat sich z. B. im Vergleich mit derjenigen Berlins in den letzten Jahren gegenüber den Vorkriegsjahren nur wenig geändert, denn es trafen:

Lebendgeborene auf je 1000 Einwohner

in den Jahren	in Leningrad	in Alt-Berlin	in Groß-Berlin
1911—1913	27,7	20,3	—
1922	25,3	11,6	11,5
1923	29,4	9,6	9,6
1924	26,6	10,3	10,2

Der Einfluß der Freigabe der Aborte hat also auch nach dieser zahlenmäßigen Feststellung keinen ungünstigen Einfluß auf die Geburtenziffer in Leningrad ausgeübt. Demgegenüber steht aber ein extremer Geburtenrückgang in Berlin, darin wohl begründet, daß die „kriminellen Aborte" hier eine ganz andere Rolle spielen, wie aus folgendem Vergleichsbild für 1924 hervorgeht:

Zahl der Aborte

	absolut	auf je 1000 Einwohner	auf je 1000 Lebend- und Totgeborene
Leningrad 1924 (erlaubte Aborte) . . .	6 692	5,6	212
Groß-Berlin 1924 (mutmaßl. Abtreibungen)	22 000	5,4	543
Groß-Berlin 1923 (mutmaßl. Abtreibungen)	26 000	6,5	642

Es ist aufgebaut auf Grund der Letalität beim geheimen Abort (nach der Magdeburger und Hallenser Fehlgeburten-Statistik) nach der angenommen werden kann, daß aus je 1000 Abtreibungen 17,5 Sterbefälle an Kindbettfieber hervorgehen. Die errechneten Zahlen stellen aber nur Minimalwerte dar und können in Wirklichkeit viel größer sein. Jedenfalls geht daraus hervor, daß 1924 die Berliner Geburtenziffer eine nahezu ebenso große Verminderung durch die Aborte wie die Leningrader erfuhr. Daß diese Verminderung aber für Berlin eine ganz andere Bedeutung hat, zeigt die Berliner Lebendgeburtenziffer von nur 10,2 gegenüber der Leningrader von 26,6 im Jahre 1924.

Die Höhe der Abtreibungen für Berlin zeigt, daß die scharfen strafrechtlichen Bestimmungen in keiner Weise regulierend gewirkt haben. Sie haben nur eins zustande gebracht; die Opferung einer großen Zahl von mütterlichen Leben, die in Leningrad durch die Freigabe des Abortes eingespart werden konnten. Dies ergibt sich deutlich aus einem Vergleich, der Sterblichkeit an Puerperalfieber in Berlin und Leningrad in den Jahren 1922 bis 1924:

Jahre	Groß-Berlin						Leningrad		
	Zahl der Lebend- und Totgeborenen	Sterbefälle an Puerperalfieber					Zahl der Lebend- und Totgeborenen	Sterbefälle an Puerperalfieber	
		insgesamt		darunter					
				nach ausgetragener Geburt		nach Fehlgeburt (Abortus)			
		absolut	auf je 1000 Lebend- und Totgeborene	absolut	auf je 1000 Lebend- und Totgeborene			absolut	auf je 1000 Lebend- und Totgeborene
1	2	3	4	5	6	7	8	9	10
1922	47 643	626	13,14	123	2,58	503	24 959	94	3,77
1923	40 489	559	13,80	100	2,47	459	33 004	112	3,39
1924	41 269	475	11,05	89	2,07	386	32 762	86	2,63

Die Wirkung des gesetzlichen Verbotes des Abortes und seine Legalisierung in zwei Weltstädten ergibt also in bezug auf die Gesundheit der Frauen, daß in Berlin in den letzten Jahren rund viermal soviel Sterbefälle an Puerperalfieber auf 1000 Geborene trafen als in Leningrad. Die Rubrik 7 der vorstehenden Tabelle klärt die Ursache der höheren Sterblichkeit an Puerperalfieber in Berlin auf. Rund vier Fünftel aller dieser Sterbefälle sind nach Abort eingetreten. Bei ihrer Herausziehung ergibt sich die Sterblichkeit an Puerperalfieber nach ausgetragener Geburt, die der Ziffer für Leningrad recht nahekommt und aus der nur gefolgert werden kann, daß die Zahl der Sterbefälle an Puerperalfieber nach Abort in Leningrad im Vergleich mit Berlin äußerst gering sein muß. Diese ist außerdem noch weiterhin in Abnahme begriffen.

Die russische Abort-Politik hat also für die Städte auch nach dieser objektiven einwandfreien statistischen Untersuchung den nicht wegzuleugnenden Vorteil gebracht, daß — dies sei nochmals betont — die Sterblichkeit der abortierenden Frauen auf ein Minimum begrenzt worden ist.

Auf dem platten Lande ist die Abortpolitik jedoch bisher anders geartet gewesen.

Bei dem großen Mangel an Krankenhäusern und Frauenkommissionen ging die Geburtenpolitik dahin, der Bäuerin die Abtreibung zu erschweren, da ihr sachgemäße Hilfe nicht in ausreichendem Maße garantiert werden konnte. Daß aber die Abtreibung auch auf dem Lande in starkem Maße verbreitet ist, geht aus den Zahlen hervor, die Vera Lebedewa, Leiterin der Abteilung für Mutter- und Säuglingsschutz im Narkomsdraw angibt: rund 150 000 Abtreibungen bei etwa 3000 Todesfällen in den Jahren 1922—24 und etwa 66 000 Fälle, die wegen septischen Aborts 1925 in die Kreiskrankenhäuser aufgenommen werden mußten, gelangten zur Kenntnis.

Um Grundlagen für die Beurteilung und Regelung der Abortfrage auch auf dem Lande zu gewinnen, wurde für die Jahre 1922—24 im Jahre 1925 eine Enquête über den Abort auf dem Lande veranstaltet.

Es ergab sich daraus die große Häufigkeit der Aborte sowie die überragende, unheilvolle Rolle, die auf dem Lande immer noch das Kurpfuschertum spielt.

Es gehen daher die Bestrebungen jetzt zielbewußt dahin, auch auf dem Lande den legalisierten Abort mit dem Ausbau des medizinischen Netzes durchzuführen.

X. Die neue Ehegesetzgebung in Rußland.

Zum Schluß seien noch über die neue Ehegesetzgebung in Rußland einige Bemerkungen hinzugefügt, obwohl der neue Ehekodex zur Zeit noch im Brennpunkt der Diskussion steht. Diese Zusammenfassung wird besonders deshalb gegeben, weil über die Eheverhältnisse in Rußland die absurdesten Ansichten von eifrigen Propagandisten im Laufe der letzten Jahre verbreitet worden sind.

Das Eherecht Sowjetrußlands kennt nur die Zivilehe, die vor speziellen Verwaltungsorganen durch Eintragung in bestimmte Register vollzogen wird. Schwachsinnigen und Geisteskranken wird die Registrierung grundsätzlich verweigert, da von den Eheschließenden verlangt wird, daß sie sich ihres Handelns und Denkens voll bewußt sind.

Mindestheiratsalter für Männer ist das vollendete 18., für Frauen das 16. Jahr. Doch ist in den Staaten Rußlands, in denen die Reife früher eintritt, die Altersgrenze herabgesetzt. Ehehindernis ist selbstverständlich Verwandtschaft in grader auf- und absteigender Linie. Freigestellt ist den Eheschließenden die Wahl des Namens, ob sie den des Ehemannes, den der Ehefrau oder beide Namen tragen wollen; gleichzeitig ist jedem Ehegatten freigestellt, seine Staatszugehörigkeit zu behalten oder die des andern zu übernehmen. Dem Sinne der Registrierung gemäß, soll jeder nur einmal in das Eheregister eingetragen werden, aber es besteht weder ein Aufgebot noch das „Aushängen" der sich zur Eheregistrierung Meldenden, da bei der Ausdehnung Rußlands eine genaue Kontrolle undurchführbar ist. Jedoch werden sonst noch bestehende sexuelle Bündnisse nicht verfolgt, sofern dadurch nicht der Ehefrau bzw. der Familie Schaden zugefügt wird. In dem Falle wird der Ehegatte unter der Voraussetzung, daß er dem anderen Teile das Bestehen des Verhältnisses verschwiegen hat, wegen Betruges strafrechtlich verfolgt und wegen Störung der Interessen der Familie bestraft. Trotz des Instituts der Registrierung der Ehe hat jedes Bündnis, das den Charakter einer Ehe trägt, die gleichen Rechte und Pflichten wie die registrierte Ehe (faktische Ehe). Daraus folgt, daß es rechtlich in Rußland keine illegitimen Kinder gibt. Jeder Ehepartner hat, ob in registrierter oder nichtregistrierter Ehe lebend, die gleichen Pflichten und Rechte, der Mann insbesondere seiner registrierten Frau, ebenso wie seinem Verhältnis und den aus solcher Verbindung entspringenden Kindern gegenüber.

Bei der Ehescheidung ist der Staat nur bestrebt, die Interessen der wirtschaftlich schwächeren Partei zu wahren und ihre Ansprüche dem stärkeren Teile gegenüber geltend zu machen, vor allem aber die Kinder zu schützen. Sind beide Gatten gewillt zur Auflösung der Ehe, so genügt Anzeige bei der Behörde zur Berichtigung der Stammesregister. Dabei muß jede Partei ihre eigene Erklärung abgeben, welche Pflichten sie gegenüber der anderen und gegenüber den Kindern übernehmen will. Kommt keine Einigung der beiden Gatten zustande, besonders wenn ein Teil nicht in die Scheidung einwilligen will, so wird die Scheidung dem Volksgericht unterbreitet, wobei stets die Scheidung ausgesprochen wird, da die Sowjetgesetzgebung nicht kraft des Gesetzes Menschen zwingen will, eine ihnen widerstrebende Gemeinschaft fortzusetzen. Die Aufgabe des Volksgerichts besteht dann erst einmal in dem Versuch, die Gatten zu versöhnen und bei Mißlingen in der Bestimmung der gegenseitigen Pflichten bei Auflösung der Ehe. Diese Art der Rechtsprechung hat nun nach Aufhören der Übergangszeit, in der in Massen sich die früher nach orthodoxem Kirchenrecht unlöslichen Ehen getrennt hatten, nicht zu einer wesentlich höheren Scheidungsziffer, als wir sie in anderen Ländern finden, geführt, so daß heute wieder von einer inneren Festigung der Ehe gesprochen werden kann. So werden z. B. in der Stadt Moskau bei jährlich stattfindenden 20 000 Eheschließungen nur 3500 Ehescheidungen ausgesprochen.

(Fortsetzung auf der nächsten Seite.)